연세빈곤문제연구총서 ⑪

포스트 코로나 시대의 지역문제 분석과 주민 건강증진 활동

대표저자

남은우 ▪ 김종구 ▪ 김혜경 ▪ 신동은 ▪ 이호철

박영사

서문

2019년도 12월부터 시작된 코로나19 팬데믹은 우리의 생활양식과 주거문제 등을 바꿔놓았으며, 이에 따라 사회·심리적인 문제가 더욱 부각되었다. 따라서 현 세대가 처음 맞이하는 현상에 대한 보건의료적인 대응이 필요하다. 본서는 코로나19 시대의 지역문제에 초점을 맞추어 우리나라의 보건의료 실태를 진단하고 분석하였으며, 포스트 코로나 시대에 대비하여 지역주민의 건강과 복지를 향상하기 위한 몇 가지의 처방을 내놓는다.

제1장에서는 인구 35만 명이 거주하고 있는 중소도시인 원주시의 도시환경에 대한 데이터 분석에 근거하여, 건강도시사업을 포함한 몇 가지 대안을 제시한다. 건강한 생활환경의 조성, 지역 간 의료접근성 개선, 생활터 기반의 건강도시사업과 비약물적 서비스인 사회적 처방과 관련한 제도 도입의 중요성을 제시한다. 제2장에서는 뮤직스토리텔링에 의한 비대면 사회적 처방 사례 등을 소개한다. 코로나19가 유행하는 환경에서는 이동이 제한된다. 이에 따라 지역의 소단위 활동이 주로 이루어진다. 마을 단위의 작은 도서관을 활용한 주민 친화적인 네트워크 활동의 일환인 뮤직스토리텔링을 소개하며 비대면 환경에 적용한 처방 사례를 보여준다. 제3장에서는 코로나19 시대의 정신건강증진 문제를 다층적으로 분석하였다. 감염병으로 인한 격리와 고립은 우울감과 사회적 고독감을 증가시키며, 마음의 문제가 깊은 경우에는 극단적인 선택에 이르기까지도 한다. 이에 따라 불가피한 환경에서 건강하지 못한 선택을 예방하기 위해 진행되는 정신건강 관련 프로그램을 소개한다. 마음 방역, 노인의 치매 문제에 대응하기 위한 마음치유 프로그램 등이 이에 해당한다. 마음치유 프로그램은 특정 시기의 특정 지역뿐 아니라 모든 인간에게 오래도록 중요할 것이다. 제4장에서는 대면 진료가 어려운 코로나 시대에, 치매 환자를 위한 디지털헬스케어를 대안으로 제시한다. 어르신의 스마트폰 활용 능력 증대를 위한 교육, 정보통신기술(IT)을 활용한 사회적 처방 프로그램, AI 돌봄 로봇 등은 코로나19 상황에 적절히 대처한 비대면 건강 관리 방안에 해당한다. 특히, 어르신들의 디지털 리터러시 향

상을 위한 원주시 사례와 어르신들의 인지 기능 측정을 위한 평가방법 사례를 소개하였다. 아울러, 개인 로봇 등을 이용한 돌봄 사례는 미래 지향적인 건강 관리 방안의 본보기가 될 것이다. 제5장은 코로나19 예방과 건강증진에 관해 가정의학과 전문의의 통찰을 담아 구성한 장이다. 코로나바이러스의 병리학적인 특성, 역학조사 프로세스, PCR 검사 결과에 대한 이해, 임상진료지침 등을 담았다. 정부의 건강증진정책을 제시하고, 이에 따른 건강생활 수칙 또한 소개한다. 따라서 본서는 건강도시를 지향하는 원주시에 유익함은 물론이고, 전국 여러 도시에도 참고가 될 사례 중심의 코로나 대응 도서가 될 것이다.

끝으로, 본서 발간에 도움을 주신 빈곤문제국제개발연구원의 신상범 원장님과 김영제 박사님께 감사를 드리며, 본서가 출간되기까지 수고한 연세대학교 의료복지연구소 건강도시연구센터의 이호철 박사와 임수빈 연구원에게도 감사를 드린다.

2022.12.1.
모든 저자를 대표하여 남은우

차례

Chapter 01

원주시 도시 현황 분석 및 건강한 환경 조성에 대한 향후 방향

남은우   연세대학교 소프트웨어디지털헬스케어융합대학장
연세대학교 의료복지연구소 건강도시연구센터장
연세대학교 연세글로벌헬스센터장
연세대학교 디지털헬스케어사업단장

김지언   연세대학교 의료복지연구소
건강도시연구센터 박사후연구원

1 서론

　원주시는 2005년 4월 7일에 건강도시 선언을 하고, 세계보건기구의 정신을 기본으로 하여 건강도시 프로그램에 참여해왔다. 건강은 모든 시민의 공통적인 소원이자 시민 복지의 중심점이기도 하다.

　원주시의 그간의 건강도시 실현을 위한 여정을 살펴보면 다음과 같다. 2004년 6월에 건강도시연맹에 창립회원으로 가입한 이래로, 2006년도부터 2010년도까지 건강도시 원주 5개년 계획을 수립하여 제1기 사업을 추진하였고(남은우 외, 2006), 그 후 2011년도부터 2020년도까지는 제2기 사업을 실시하였다. 제1기 사업에서는 총 76개의 사업이 개발되어 이 중 31개 사업이 필수사업으로 추진되었고, 44개 사업이 권장 사업으로 추진되었으나 사업에 따라서는 잘 수행된 사업도 있으며, 미착수 또는 부분 착수 착수되기도 하였다. 제2기 사업은 56개 사업을 원주시와 지역 내 20여 명의 전문가그룹이 연세대학교 건강도시연구센터를 중심으로 개발하여(남은우 외, 2010), 10개년간 원주시의 중점 사업으로 개발 추진되었다. 그동안 WHO 우수 건강도시상, 건강도시연맹(AFHC, Alliance for Healthy Cities)상 등을 수상하였고, 도시 환경 개선 등의 성과가 있는 것으로 평가되기도 하였다(남은우 외, 2021).

　이상의 건강도시사업을 개발하기 위하여 WHO의 건강도시개발 가이드라인(WHO, 2009)과 원주 비전 2045(원주시, 2020)를 참고함은 물론, 원주시민과 의회 의원을 대상으로 지역사회 건강도시 요구도 조사를 하였다. 그 결과를 바탕으로 하여 지역사회 내외 전문가 30여 명이 건강도시원주 2025 보고서를 작성하였다(남은우 외, 2021).

　따라서, 본 고에서는 건강도시사업을 추진하고 있는 원주시의 그간의 성과를 생활환경 및 도시 환경 지표를 중심으로 분석하여, 2020년대 이후의 건강한 원주시 조성을 위해 나아갈 향후 방향에 대하여 검토하고자 한다.

1) 인구 규모 및 동태

(1) 총인구수

원주시 총인구수는 2010년도 314,678명에서 2020년 354,376명으로 인구가 꾸준히 증가해왔으며, 같은 기간 인구 증가율은 9.89%이었다(그림 1-1). 원주시는 춘천시와 속초시와 함께 인구가 증가하는 강원도 3개 도시에 해당한다.

그림1-1 연도별 원주시 총인구수

(단위: 명)

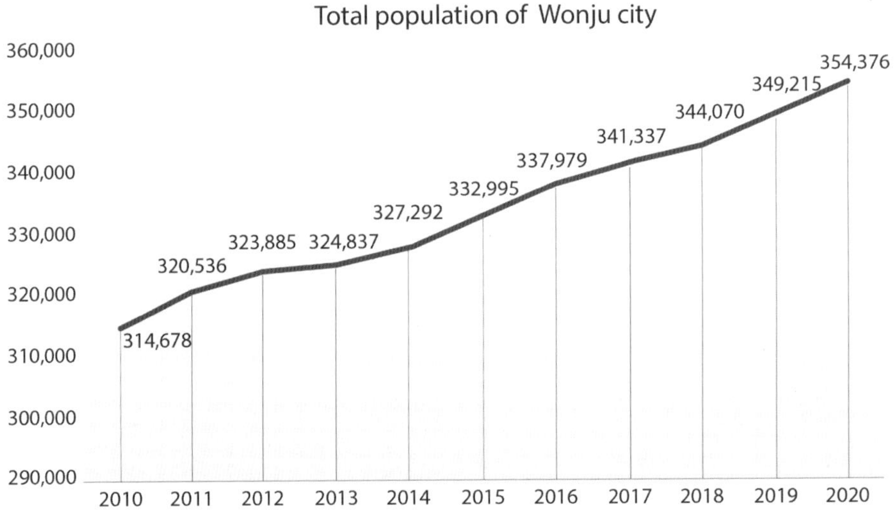

Total population of Wonju city

(2) 인구 증가율(읍/면/동)

2010년 대비 2019년도의 원주시 인구 증가율 상위 3개 행정구역을 보면, 1위로는 기업도시가 위치한 지정면(84.42%), 2위는 혁신도시가 위치한 반곡관설동(57.25%), 3위는 시청이 위치한 무실동(23.22%) 순으로 나타났다(그림 1-2).

그림1-2 원주시 인구 증가율 상위 3개 읍·면·동

(단위: 명)

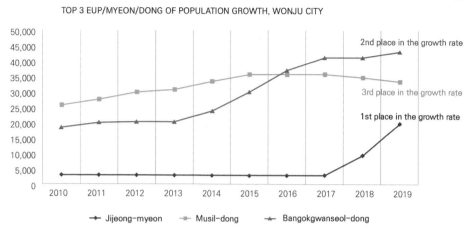

TOP 3 EUP/MYEON/DONG OF POPULATION GROWTH, WONJU CITY

(3) 인구 감소율(읍/면/동)

2010년 대비 2019년도의 원주시 인구 감소율 상위 3개 행정구역을 보면, 1위 원인동(34.20%), 2위 봉산동(30.07%), 3위 명륜1동(28.20%) 순으로 나타났으며(그림 1-3), 이 지역들은 모두 구도심에 위치한 지역이었다.

그림1-3 원주시 인구 감소율 상위 3개 읍·면·동

(단위: 명)

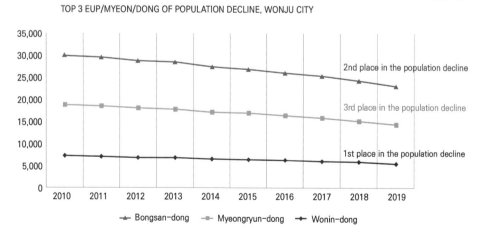

TOP 3 EUP/MYEON/DONG OF POPULATION DECLINE, WONJU CITY

(4) 인구 구조 변동

2011년도 대비 2019년도의 원주시 0~14세 인구 비율은 16.8%에서 13.2%로 3.6% 감소하였으며, 15~64세 인구 비율은 71.9%에서 72.5%로 0.6%, 65세 이상 인구 비율은 11.3%에서 14.3%로 3.0% 증가하였다. 원주시의 65세 이상 노인 인구 수는 2019년 기준 49,983명으로 전체 인구의 14.3%를 차지하고 있다(그림 1-4).

그림1-4 연도별 원주시 연령별 인구 구조 변화

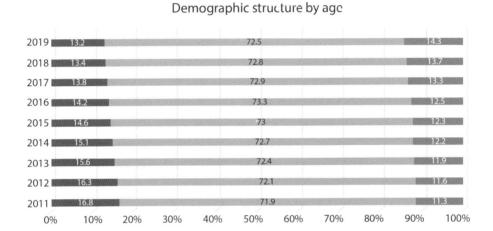

(5) 인구 천 명당 조출생률

원주시 인구 천 명당 조출생률은 2010년 9.5명에서 2019년 6.2명으로 지속적으로 감소하는 추세에 있고, 그 수치가 전국 평균과 강원도 평균보다 높은 것으로 나타났다(그림 1-5).

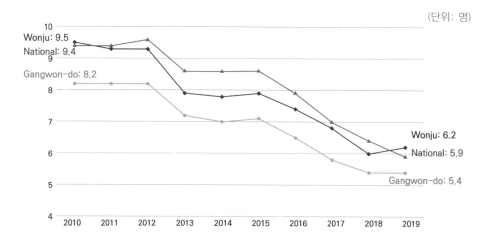

그림 1-5 연도별 인구 천 명당 조출생률 변화

(단위: 명)

(6) 인구 천 명당 조사망률

원주시 인구 천 명당 조사망률은 2010년 5.2명에서 2020년 6.1명으로 증가해 왔으며, 이는 강원도 평균보다는 낮고, 전국 평균보다는 높은 수준이다(그림 1-6).

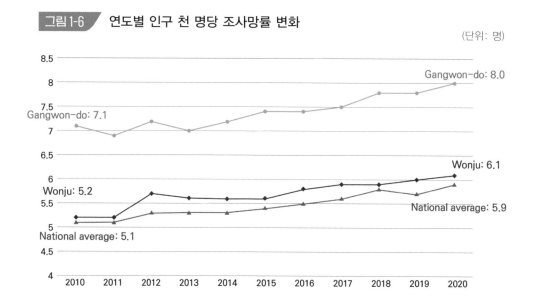

그림 1-6 연도별 인구 천 명당 조사망률 변화

(단위: 명)

건강한 환경

    원주시의 도시 환경 수준에 대하여 세 가지 지표(오존 농도, 미세먼지, 인구 천 명당 쓰레기 배출량)로 측정해본 결과, 오존 농도는 최근 10년간 비슷한 수준이었고, 미세먼지는 개선된 지표였으며, 쓰레기 배출량은 증가하고 있는 것으로 나타났다(표 1-1). 또한, 1인당 도시공원면적은 악화, 도로 포장률은 개선, 유아 천 명당 보육시설 수는 개선되었다. 이에 대하여 지표별로 상세한 분석을 하여 보면 다음과 같다.

표 1-1   도시 환경 관련 원주시 중점 지표 평가

연번	건강도시 중점 지표명		'10	'15	'19	평가 결과
1	오존(O₃) 농도 (ppm)	전국(ref)	0.015	0.015	0.019	유지
		강원도	0.02	0.018	0.022	
		원주	0.01	0.01	0.012	
		격차	-0.005p	-0.005p	-0.007p	
2	미세먼지 ($\mu g/m^3$)	전국(ref)	57	52	60	개선
		강원도	58.2	54.3	55.6	
		원주	83	79	73	
		격차	-26p	-27p	-13p	
3	인구 천 명당 쓰레기 배출량 (톤)	전국(ref)	1	1	1.1	증가
		강원도	1.6	1.3	1.5	
		원주	1.1	0.7	1.3	
		격차	-0.1p	0.3p	-0.2p	
4	1인당 도시공원 면적 (m^2)	전국(ref)	21.6	18.7	17.9	악화
		강원도	26.4	24.5	21.9	
		원주	25.6	24.3	22.6	
		격차	4p	5.6p	4.7p	

5	도로포장률	전국(ref)	–	92.1%	93.5%	개선
		강원도	–	86.0%	89.9%	
		원주	–	94.1%	94.4%	
		격차	–	2.0%p	0.9%p	
6	유아 천 명당 보육시설 수 (개)	전국(ref)	13.9	15.5	16.4	개선
		강원도	14.3	17.2	17.5	
		원주	17.1	21.5	18.6	
		격차	-3.2p	-6p	-2.2p	

1) 오존(O₃) 농도

원주시 오존(O₃) 농도는 2010년 0.010ppm에서 2019년 0.012ppm으로 소폭 변화하였으며, 전국과 강원도 평균과 비교했을 때 원주시 오존(O₃) 농도가 전국 평균과 강원도 평균보다 낮은 수준으로 나타났다.

그림1-7 연도별 오존(O₃) 농도 변화

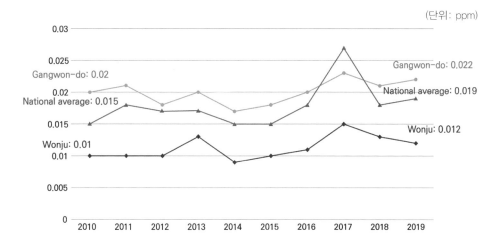

2) 미세먼지

원주시 미세먼지 수준은 2010년 83μg/m³에서 2019년 73μg/m³로 소폭 감소하였으나 비슷한 추세를 보였으며, 전국과 강원도 평균과 비교했을 때 전국 평균과 강원도 평균보다 높은 수준으로 나타났다.

그림1-8   **연도별 미세먼지(μg/m³) 농도 변화**

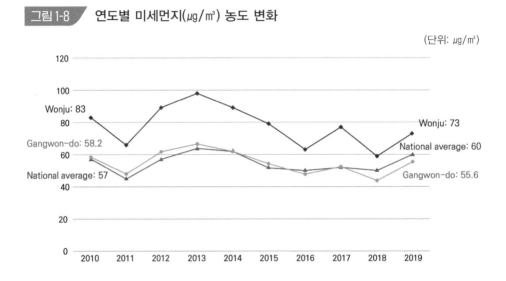

(단위: μg/m³)

3) 인구 천 명당 쓰레기 배출량

원주시의 인구 천 명당 쓰레기 배출량은 2010년 1.1톤/일에서 2019년 1.3톤/일로 증가하였으며, 중간시점인 2013년에는 감소 추세를 보였다가 2014년 이후부터 다시 증가하는 것으로 나타났다.

그림1-9 연도별 인구 천 명당 쓰레기 배출량(톤) 변화

(단위: 톤)

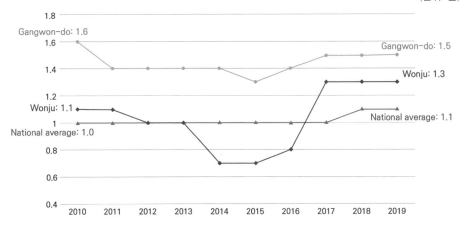

4) 1인당 도시공원 면적

원주시 1인당 도시공원 면적은 2010년 25.6m²에서 2019년 22.6m²으로 감소하는 추세로 나타났다. 전국, 강원도, 원주시의 1인당 도시공원 면적을 연도별로 살펴보면, 원주시는 2016년까지 전국 평균보다는 높고 강원도 평균보다는 낮은 수준을 보였으나, 2017년 이후로는 전국 평균과 강원도 평균보다 1인당 도시공원 면적이 높은 것으로 나타났다.

그림1-10 연도별 1인당 도시공원 면적(m²) 변화

(단위: m²)

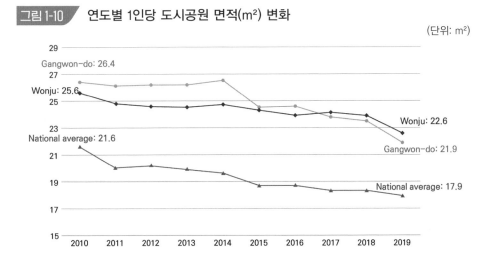

5) 도로 포장률

원주시의 도로 포장률은 2013년 93.6%에서 2019년 94.4%로 증가하였으나 연도별로 비슷한 수준을 유지하는 것으로 나타났다. 전국 평균, 강원도 평균과 비교했을 때 원주시의 도로 포장률이 가장 높은 수준으로 확인되었다.

그림 1-11 연도별 도로 포장률 변화

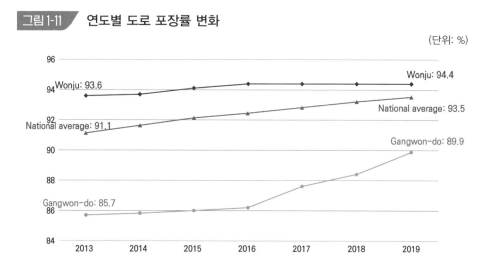

(단위: %)

6) 유아 천 명당 보육시설 수

원주시의 유아 천 명당 보육시설 수는 2010년 17.1개에서 2014년 21.8개로 증가하였으나, 2014년 이후부터 감소하는 추세로 나타났다. 2020년 기준, 전국 평균, 강원도 평균과 비교해보면, 전국 평균보다 높은 수준으로 나타났으며, 강원도 평균과는 동일한 수치로 확인되었다.

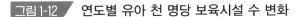

그림 1-12 | 연도별 유아 천 명당 보육시설 수 변화

(단위: 개)

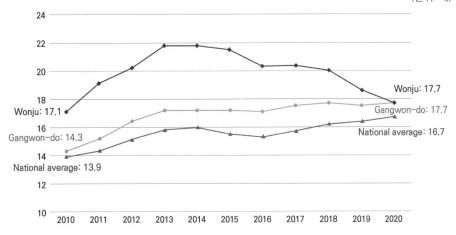

3.2 건강한 생활

현재 흡연율은 개선되고 있고, 고위험 음주율은 유지 상태, 걷기실천율과 비만율은 악화 상태이고, 스트레스 인지율은 감소, 고혈압 평생의사진단 유병률은 유지, 당뇨병 평생의사진단 유병률은 증가 상태인 것으로 평가되었다(표 1-2). 위 지표에 대하여 상세한 분석을 하여 보면 아래와 같다.

표 1-2 | 건강한 생활 관련 원주시 중점 지표 평가

연번	건강도시 중점 지표명		'10	'15	'19	평가 결과
1	현재 흡연율	전국(ref)	25.2%	21.6%	19.8%	개선
		강원도	28.0%	24.4%	21.0%	
		원주	29.6%	27.2%	20.9%	
		격차	4.4%p	5.6%p	1.1%p	

2	고위험음주율 (표준화)	전국(ref)	11.3%	14.8%	13.9%	유지
		강원도	14.8%	18.7%	16.3%	
		원주	14.6%	21.9%	16.5%	
		격차	3.3%p	7.1%p	2.6%p	
3	걷기실천율	전국(ref)	43.1%	41.5%	41.5%	악화
		강원도	37.2%	33.7%	36.2%	
		원주	33.2%	25.9%	29.4%	
		격차	-9.9%p	-15.6%p	-12.1%p	
4	비만율 (자가보고)	전국(ref)	22.3%	26.1%	-	악화
		강원도	26.0%	29.7%	-	
		원주	26.3%	30.3%	-	
		격차	4.0%p	4.2%p	-	
5	스트레스 인지율	전국(ref)	27.3%	28.1%	26.0%	감소
		강원도	28.4%	28.8%	24.9%	
		원주	31.4%	35.3%	27.7%	
		격차	4.1%p	7.2%p	1.7%p	
6	고혈압 평생의사진단 유병률 (30세 이상)	전국(ref)	18.1%	19.1%	18.9%	유지
		강원도	20.5%	21.2%	21.3%	
		원주	21%	21.1%	20.5%	
		격차	2.9%p	2.0%p	1.6%p	
7	당뇨병 평생의사진단 유병률 (30세 이상)	전국(ref)	7%	7.8%	7.7%	증가
		강원도	7.7%	8.4%	8.4%	
		원주	7.9%	8.6%	8.9%	
		격차	0.9%p	0.8%p	1.2%p	

(1) 현재 흡연율

원주시의 현재 흡연율은 2011~2012년, 2014~2015년, 2017~2018년도에 증가하는 추세를 보였으나 2010년 29.6%에서 2019년 20.9%로 꾸준히 감소하는 추세로 나타났다. 같은 기간 원주시의 현재 흡연율은 전국과 강원도 평균보다 높았지만, 2019년 기준, 강원도 평균과 비슷한 수준으로 나타났다.

그림1-13   연도별 현재 흡연율 변화

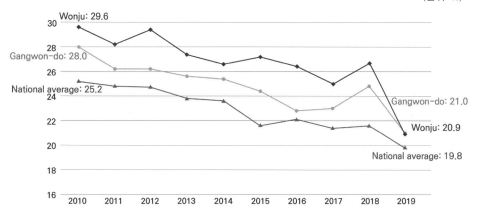

(단위: %)

(2) 고위험음주율(표준화)

원주시 고위험음주율은 2010년 15.4%에서 2019년 16.5%로 증가해왔으며, 2019년 기준 전국 평균과 비교하였을 때 높은 수준으로 나타났고, 강원도 전체 평균과는 비슷한 수준으로 나타났다.

그림1-14   연도별 고위험음주율(표준화) 변화

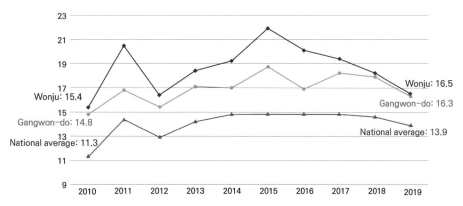

(단위: %)

(3) 걷기실천율

원주시의 걷기실천율은 2010년 33.2%에서 2012년 22.1%로 급격히 감소하였으나, 2012년 이후부터 다시 증가하는 추세로 나타났다. 전국과 강원도 평균과 비교했을 때 원주시의 걷기실천율은 낮은 수준으로 나타났으며, 전국, 강원도, 원주 모두 2017년 동일한 시점에서 증가하였다가 2018년 이후부터 다시 감소하는 추세로 나타났다.

그림 1-15 연도별 걷기실천율 변화

(단위: %)

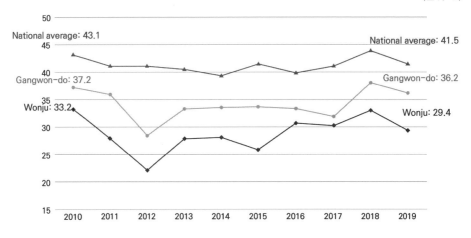

(4) 비만율(자가보고)

원주시 비만율은 2010년 26.3%에서 2018년 37.0%로 증가하는 추세를 보였으며, 2010년도 대비 2018년도 비만율 증감률은 10.7%였다. 2010년에는 원주시 비만율이 강원도 평균과 비슷한 수준이었으나, 2018년 기준 원주시 비만율을 살펴보면, 강원도 평균보다 높은 수준임을 알 수 있다.

그림 1-16 **연도별 비만율(자가보고) 변화**

(단위: %)

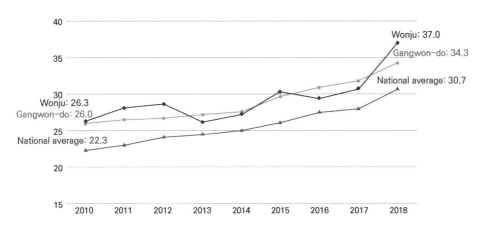

(5) 스트레스 인지율

원주시 스트레스 인지율은 2010년 31.4%에서 2019년 27.7%로 감소하여 개선되었으나, 전국과 강원도 평균과 비교하였을 때는 스트레스 인지율이 높은 수준이었다.

그림 1-17 **연도별 스트레스 인지율 변화**

(단위: %)

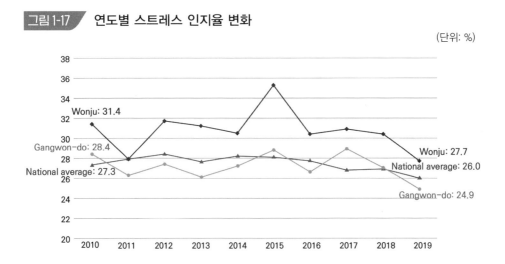

(6) 고혈압 평생의사진단 유병률(30세 이상)

원주시의 고혈압 평생의사진단 유병률을 살펴보면, 원주시는 2010년, 2014년, 2018년의 세 지점에서 전국과 강원도 평균보다 고혈압 평생의사진단 유병률이 높은 것으로 나타났다. 2019년 기준, 강원도 평균보다는 낮은 수준이었지만, 전국 평균보다는 높은 수준이었다.

그림 1-18 연도별 고혈압평생의사진단 유병률(30세 이상) 변화

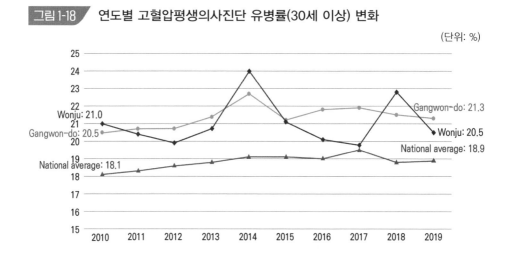

(단위: %)

(7) 당뇨병 평생의사진단 유병률(30세 이상)

원주시의 당뇨병 평생의사진단 유병률을 살펴보면, 2010년 7.9%에서 2019년 8.9%로 변화하여 1.0%p 증가하였으며, 이는 전국 0.7%, 강원도 0.7%보다 높은 수준이다.

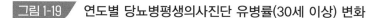

그림 1-19 연도별 당뇨병평생의사진단 유병률(30세 이상) 변화

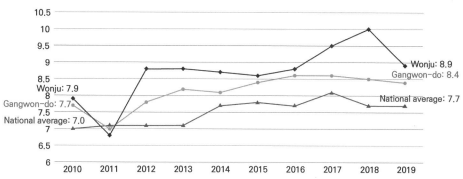

(단위: %)

3.3 건강형평성

국민생활보장 수급자 비율은 증가하고 있고, 암건강검진율과 연간 인플루엔자 예방접종률은 증가하고 있다. 이에 대하여 상세히 분석하여 보면 다음과 같다.

표 1-3 건강형평성 관련 원주시 중점 지표 평가

연번	건강도시 중점 지표명		'10	'15	'19	평가 결과
1	국민생활보장 수급자 비율	전국(ref)	3.1%	3.2%	3.6%	증가
		강원도	4.3%	4.1%	4.6%	
		원주	3.3%	3.5%	3.9%	
		격차	0.2%p	0.3%p	0.3%p	
2	암건강검진율	전국(ref)	47.8%	48.3%	55.8%	증가
		강원도	49.7%	49.5%	56.4%	
		원주	48.7%	54.6%	59.8%	
		격차	0.9%p	6.3%p	4.0%	
3	연간 인플루엔자 예방접종률	전국(ref)	27.9%	34.5%	41.5%	증가
		강원도	26.9%	33.7%	43.9%	
		원주	26%	31.8%	40.5%	
		격차	-1.9%p	-2.7%p	-1.0%p	

1) 국민생활보장수급자 비율

전국, 강원도, 원주시의 국민기초생활수급자 비율을 연도별로 살펴보면, 2010~2014년에 모두 서서히 감소하는 추세를 보였으나 2014년 이후로부터 증가하는 추세로 나타났다. 원주시 국민기초생활수급자 비율은 2010년 3.3%에서 2019년 3.9%로 0.6%p 증가하였다.

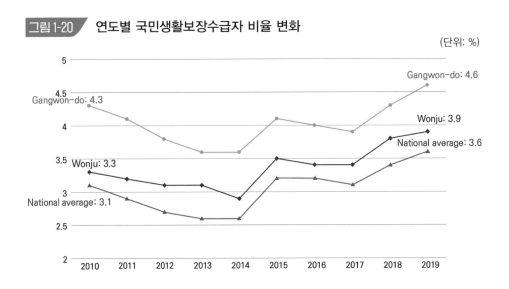

그림 1-20 **연도별 국민생활보장수급자 비율 변화**

(단위: %)

2) 암건강검진율

전국, 강원도, 원주시의 암건강검진율을 연도별로 살펴보면, 2011~2012년에서는 모두 감소하다가, 그 후 꾸준히 증가하는 추세였다. 원주시 암건강검진율은 2010년 48.7%에서 2019년 59.8%로 증가하는 추세를 보였고, 2011년 이후부터 전국과 강원도 평균보다 높은 수준의 암건강검진율을 보여주고 있다.

그림1-21 연도별 암건강검진율 변화

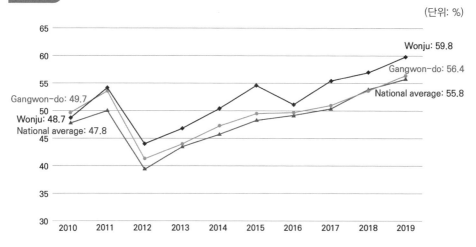

(단위: %)

3) 연간 인플루엔자 예방접종률

원주시의 연간 인플루엔자 예방접종률은 2010년 26.0%에서 2019년 40.5%로 꾸준히 증가하고 있었다.

그림1-22 연도별 연간 인플루엔자 예방접종률 변화

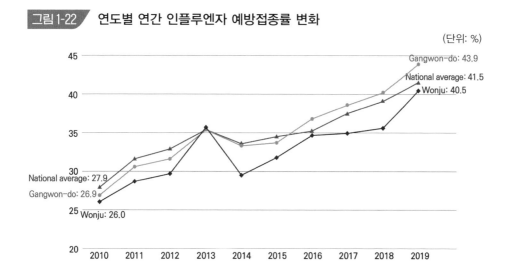

(단위: %)

3.4 지역 간 격차 분석

원주시 보건지표의 지역 간 격차를 분석하기 위하여 「2021년 건강도시 원주 지역주민 설문조사(Healthy City Wonju Community Survey in 2021)」의 결과를 활용하였으며, 분석의 도구로 WHO Urban HEART를 활용하여 원주시 읍/면/동별 취약지역을 분석하였다. 취약지 분석은 WHO Urban HEART Tool에 의하여 진행하였다 (WHO Kobe Center, 2010).

분석을 위해, 14개의 동(중앙동, 원인동, 개운동, 명륜동, 단구동, 일산동, 학성동, 단계동, 우산동, 태장동, 봉산동, 행구동, 무실동, 반곡관설동)과 9개의 읍/면(문막읍, 소초면, 호저면, 지정면, 부론면, 귀래면, 흥업면, 판부면, 신림면)으로 나누어 25개의 지표를 통한 지역 간 비교를 통해 격차를 확인하였다(표 1-4).

지역 간 지표별 비교 시 지표 수준이 낮은 취약지역은 빨간색으로 나타내었으며, 다른 지역들과 차이가 없는 비슷한 수준을 보여주는 지역을 노란색, 지역 간 비교에서 상대적으로 좋은 지표 수준을 보여주는 지역을 초록색으로 분석하였다.

〈표 1-4〉의 결과를 살펴보면, 가장 취약지표가 많은 상위 3개 지역은 중앙동 (16개), 흥업면(11개), 원인동(7개), 판부면(7개)이었으며, 다른 지역과 비교하였을 때 취약지표가 없는 지역은 단구동(0개), 단계동(0개), 문막읍(0개)이었다. 다른 지역과 비교하였을 때 좋은 수준의 지표가 10개 이상인 지역은 단계동(11개), 문막읍(13개), 부론면(15개), 반곡관설동(10개)으로 나타났다.

표1-4 WHO Urban HEART를 이용한 지역 간 건강 격차 분석

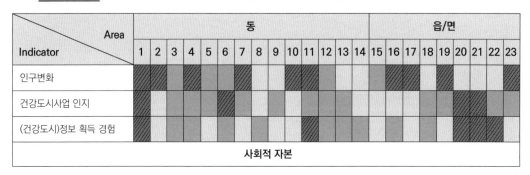

Area \ Indicator	동 1	2	3	4	5	6	7	8	9	10	11	12	13	14	읍/면 15	16	17	18	19	20	21	22	23
인구변화																							
건강도시사업 인지																							
(건강도시)정보 획득 경험																							
사회적 자본																							

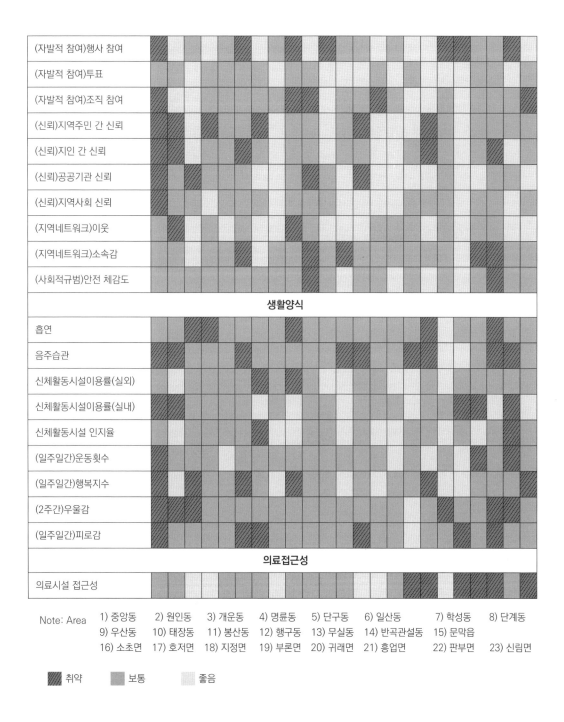

Note: Area
1) 중앙동	2) 원인동	3) 개운동	4) 명륜동	5) 단구동	6) 일산동	7) 학성동	8) 단계동
9) 우산동	10) 태장동	11) 봉산동	12) 행구동	13) 무실동	14) 반곡관설동	15) 문막읍
16) 소초면	17) 호저면	18) 지정면	19) 부론면	20) 귀래면	21) 흥업면	22) 판부면	23) 신림면

취약   보통   좋음

1) 인구변화

인구변화 지표를 살펴보면, 다른 지역에 비해 큰 폭으로 인구가 감소하고 있는 지역은 6개 동(중앙동, 원인동, 명륜동, 학성동, 태장동, 봉산동)과 4개의 읍/면(소초면, 호저면, 부론면, 신림면)이었으며, 지리상 구도심 지역 혹은 원주시의 북부권 지역이었다. 반면, 다른 지역에 비해 인구가 증가하고 있는 지역은 단계동, 우산동, 무실동, 반곡관설동 4개 동과 지정면, 귀래면, 흥업면, 판부면 4개의 읍/면 지역이었으며, 지리상 원주시의 중심권 지역과 대학가 등이 있는 지역, 혁신도시, 기업도시 등의 신도시 지역으로 나타났다.

또한, 원주시의 65세 이상 노인 인구수는 2019년 49,983명(14.3%), 2020년 51,229명(15.2%), 2021년 56,771명(15.87%)으로 매년 증가하고 있으며, 원주시 전체 인구에서 노인인구가 차지하는 비율도 매년 증가하고 있는 것으로 나타났다.

2) 건강도시사업에 대한 인지

건강도시사업에 대한 인지 여부와 건강도시 관련 정보 획득 경험의 결과를 살펴보면, 중앙동, 귀래면, 흥업면이 다른 지역에 비해 건강도시사업을 인지하지 못하고 있는 것으로 나타났으며, 건강도시 관련 정보 획득 경험에 대해서도 타 지역과 비교하면 낮은 수준이었다.

3) 사회적 자본: 신뢰

사회적 자본 지표의 경우, 동 지역보다는 읍/면 지역이 평균적으로 좋은 수준을 보이는 것으로 나타났으며, 중앙동은 사회적 자본 지표 중 신뢰 부분 지표(지역주민 간 신뢰, 지인 간 신뢰, 공공기관 신뢰, 지역사회 신뢰)가 다른 지역보다 평균적으로 낮게 나타났다. 반면, 문막읍과 부론면, 단계동, 반곡관설동은 신뢰 부분 4개의 지표 모두 다른 지역에서 비해 좋은 수준을 보였다.

4) 사회적 자본: 지역 네트워크

　사회적 자본 중 지역 네트워크의 결과를 보면, 이웃과의 지역 네트워크가 다른 지역에 비해 취약하다고 나타난 지역은 원인동, 우산동이었으며, 지역 네트워크에 대한 소속감이 다른 지역에 비해 취약한 수준을 보인 지역은 일산동, 태장동, 행구동, 귀래면, 흥업면 총 5개로 나타났다. 태장동과 흥업면은 지역 네트워크 지표 2개가 모두 취약한 수준인 것으로 확인되었으며, 부론면은 지역 네트워크 지표 2개 모두 다른 지역에 비해 좋은 수준으로 나타났다.

5) 사회적 자본: 사회적 규범

　사회적 자본 중 사회적 규범 지표의 결과를 보면, 안전 체감도는 태장동과 흥업면을 제외한 지역은 다른 지역에 비해 양호하거나 좋은 수준을 보여주었다. 태장동과 흥업면은 다른 지역에 비해 취약한 수준의 안전 체감도를 보이는 것으로 나타났다.

6) 생활양식

　생활양식 지표를 보면, 호저면과 흥업면이 흡연, 음주 습관 관련 지표가 다른 지역에 비해 취약한 것으로 나타났으며, 지정면은 두 지표 모두 다른 지역에 비해 좋은 수준을 보였다. 다른 지역에 비해 흡연에 취약한 지역은 개운동, 명륜동, 우산동, 호저면, 흥업면으로 총 5개였고, 음주습관이 취약한 것으로 나타난 지역은 중앙동, 원인동, 일산동, 행구동, 무실동, 소초면, 호저면, 흥업면, 판부면으로 총 9개로 나타났다.

7) 신체활동

　신체활동과 관련된 4개의 지표에서는 판부면이 다른 지역에 비해 취약하였으며, 신체활동시설 이용률이 낮은 수준으로 나타난 지역은 중앙동, 원인동, 학성동, 우산동, 부론면, 귀래면, 판부면으로 총 7개였다. 신체활동시설 인지율이 다른 지역에 비해 취약하다고 나타난 지역은 학성동, 판부면이었으며, 다른 지역에 비해 좋은 수준을 보인 지역은 원인동, 단계동, 우산동, 행구동, 반곡관설동, 문막읍, 지정면, 귀래면으로 나타났다.

8) 정신건강

원주시 주민들의 (2주간) 우울감, (일주일간) 피로감의 지표를 보면, 중앙동과 개유동, 일산동, 흥업면이 다른 지역에 비해 취약한 지역으로 나타났으며, 우울감을 느낀다고 응답한 비율과 피로감을 3일 이상 느낀다고 응답한 비율이 동 지역이 읍/면 지역보다 다소 높은 것으로 나타났다.

9) 의료접근성

의료시설 접근성은 동 지역보다 읍/면 지역에 취약한 지역이 많았으며, 취약한 지역은 소초면, 호저면, 부론면, 귀래면, 흥업면, 신림면이었다.

4 도시의 특성과 개선 방안

1) 도시의 특성

인구 규모 및 동태 영역에서의 지표 추세 변화를 보면, 원주시의 인구수는 지속적으로 증가하고 있으며, 이는 건강도시에서 강조하는 '성장하는 도시'임을 보여준다. 원주시는 고령사회 진입으로 인한 노인 친화 건강도시로의 전환을 고려해야 할 필요가 있으며, 지역별 인구의 변화를 고려한 서비스의 투입이 필요할 것으로 보인다. 원주시의 인구가 꾸준히 증가하고 있고, 연령별 인구 구조와 읍·면·동별 인구 구조는 65세 이상 노인 인구 비중이 증가하는 도·농 복합지역의 형태가 나타났다.

특징적인 부분은 연령별 인구 구조 변화에서 15~64세 인구 비중이 증가해왔다는 점이다.

원주시는 혁신도시와 기업도시 등 신도시 유치, KTX의 개통 등 교통의 발전으로 인한 서울·경기도로의 출퇴근 가능 등의 이유로 인구 유입이 증가하고 있고(원주통계정보, 2021), 지역 내 5개의 대학교가 있는 도시의 특성이 인구증가의 원인으로 추정된다. 인구 증가율 상위 3개 지역은 지정면, 반곡관설동, 무실동으로 나타났는데, 지정면은 기업도시가 유치되었고, 반곡관설동은 혁신도시의 유치, 무실동은 현재 원주시청이 위치한 신도시 지역으로 볼 수 있다. 인구 감소율이 두드러지는 상위 3개 지역은 원인동, 봉산동, 명륜 1동이며, 지리상 외곽 지역과 구도심 지역으로 확인되었다.

2) 사회적 처방 제도의 도입

한국은 최근 65세 이상 노인이 16.5% 수준으로 증가하여 노인 문제가 크게 대두되고 있는 시점에 있다. 따라서, 이들의 우울감과 고독감을 줄일 수 있도록 영국의 국영보건의료서비스(NHS, National Health Service)에서 추진하고 있는 사회적 처방제도를 도입할 필요가 있다. 음악활동, 텃밭활동(정민아 외, 2021), 자원봉사 등의 사회 활동이 우울감을 줄인다는 원주시 흥업면에서의 시범사업연구 결과를 볼 때(Kim, J. E. et al., 2021), 특히, 일본에서는 치매 예방을 위해 사회적 처방 활동이 필요하다는 정부 연구소 보고서가 발간되는 등(남은우 외 역, 2020) 비약물적 처방에 의한 질병예방 치료 활동이 증가할 것으로 보인다. 따라서, 향후 지역사회 자원과 관내 대학을 활용한 사회적 처방 프로그램을 도입하여 약물 위주가 아닌 지역사회 자원을 활용한 건강증진을 할 필요가 있다.

3) SWOT 분석에 의한 개선 방안

이에, 전체 인구 구조가 고령사회 진입을 앞두고 있다고 하여 무작정 노인 친화 건강도시사업을 개발하기보다는 지역별 인구의 변화를 고려하여 건강도시 프로그램을 투입하는 것이 필요하다. 따라서, 체계적인 향후 대응 방안을 개발하기 위하여

SWOT을 분석하여 개선 방안을 도출하였다. 이에 2021년도에 실시한 원주시 건강도시 2025 기본 계획서를 위해 조사한 자료를 이용하여 분석하였다.

그림 1-23 원주시 도시 현황 SWOT 분석 및 개선 방안

S	강점
	• 걷기 좋은 환경 조성 • 적극적인 노인지원사업 • 건강도시사업 경험(2004년부터) • 고위공무원의 높은 건강도시 관심도 • 민·관·학 연계 가능 • 혁신도시, 기업도시로 인한 도시 발전

W	약점
	• 건강도시 홍보의 부족 • 낮은 신체활동 실천율 • 높은 흡연율, 높은 우울감 • 시민단체의 관심도 감소 • 청소년을 위한 사업 부족 • 낮은 건강도시사업 참여율 • 농촌지역의 열악한 대중교통 • 농촌, 도시 지역의 의료접근성 차이

O	기회
	• KTX 원주역 개통 • 운동에 대한 높은 시민 관심도 • 관내 5개 대학교 존재 • 시민들의 높은 원주천 이용율 • 혁신도시·기업도시 유치로 인한 외부인구(젊은 인구) 유입 • 시민들의 높은 걷기 인식

T	위협
	• 저출산율 문제 • 코로나19 확산 • 높은 고령화 인구 • 도시-농촌 간 개발 불균형 • 농촌지역 다수의 빈집 문제 • SNS 등 소셜미디어 소통 부족 • 기후변화(미세먼지, 폭염 등)

⇓

• 건강한 도시 환경 조성을 위한 방안 필요
• 건강한 생활 환경 향상을 위한 정책 방향 요구
• 건강형평성(Health Equity) 및 지역 간 격차 해소 방안 요청
• 넷째, 지역 간 의료접근성 차이가 나타나지 않도록 해야 함
• 다섯째, 원주시 내 지역의 특성을 고려한 생활터 사업 기반 건강도시 전략

첫째, 건강한 도시 환경(Healthy Environment) 조성을 위한 방안이 필요하다. 원주시가 자연과 공존할 수 있는 환경친화적 건강도시사업을 개발한다면, 그 사업은 원주를 대표하는 건강도시사업이 될 수 있을 것으로 보인다. 원주시는 미세먼지 수준을 제외한 물리적, 사회적 환경 관련 건강도시 중점 지표가 전국 평균과 강원도 평균과 비교했을 때 좋은 수준을 보여주었다. 미세먼지 농도는 원주의 지형이 분지라

는 영향으로 인해 나쁜 수준으로 나타나지만(박윤서 외, 2018), 원주시는 미세먼지 저감 대책팀을 활용하여 기존 수도권 중심 대책에서 벗어나 지역적 특성을 고려한 맞춤형 대책 수립 마련을 위해 노력하고 있다(이승민, 2016). 또한, 2010년부터 원주시는 IPCC 특별보고서에서 강조한 기후변화 대응에 대해 분야별 대응전략을 마련하여 추진하고 있다(Buis, A., 2019). 2기 원주시 건강도시사업은 '걷기 환경 조성사업', '도심 속 쉼터 사업', '치악산 둘레길 조성사업' 등 환경과 개발이 공존할 수 있는 사업들이 좋은 평가를 받았고, 2019년 11월 15일 「원주시 걷기여행길 관리 및 운영에 관한 조례」를 제정하여 법적 근거도 마련하였다(강원도원주시조례 제1824호, 2019). 또한 원주시는 1996년 제2회 한국국제걷기대회를 개최한 이래로 2021년 현재까지 국제걷기연맹(International Marching League, IML)의 인증을 받은 국제걷기대회를 개최하고 있다(김인호, 2006). 향후 미래 원주시 주민의 건강을 향상시키기 위해서는 "걷기" 운동을 중점적으로 개발할 필요가 있을 것이다. 이를 위하여 시청의 건강체육과와 보건소의 건강증진과가 협력하여 프로그램을 개발 운영할 필요가 있을 것이다.

둘째, 건강한 생활(Healthy Living) 환경 향상을 위한 정책 방향이 요구된다. 원주시는 건강도시사업을 추진하고 있음에도 건강수준, 생활양식과 관련된 건강도시 중점 지표들이 전국 평균과 강원도 평균과 비교하였을 때 나쁜 수준으로 나타났으며, 10년간의 건강도시 중점 지표들의 추세가 전국 평균, 강원도 평균과 비슷한 경향성을 보였다. 첫째, 생활양식 관련 건강도시 중점 지표의 경우, 현재 흡연율과 고위험음주율, 스트레스 인지율은 전국 평균과 강원도 평균 대비 나쁜 수준을 보였지만, 전체적인 경향성을 보았을 때는 2010년 이후 꾸준히 개선되고 있었다. 이는 2기 원주시 건강도시사업의 우선순위 선정 평가에서 4순위로 '금연교육 및 상담체계 개발 사업', 5순위 '정신보건 사업', 6순위 '알코올 상담센터 사업' 등이 높은 우선순위를 가진 사업으로 선정되고, 조사 시기인 2010년도에 관련 요구도도 높았던 것에서 비롯된 것으로 보인다. 지표의 변화가 눈에 띄게 두드러진 것은 아니지만, 보건소 중심의 건강증진 관련 건강도시사업의 꾸준한 수행이 영향을 주었을 것이라 추정된다. 둘째, 비만율, 고혈압, 당뇨병 등 만성질환과 관련된 지표들은 전국, 강원도, 원주의 평균이 모두 증가하는 경향을 보여주었고, 원주시 지표의 증가폭이 더욱 크게 나타났다.

만성질환 관리의 결정요인 연구는 활발히 이루어지고 있으며(Zwar, N., et al., 2006; Hamine, S., et al., 2015; Reynolds, R., et al., 2018; Nolte, S., & Osborne, R. H., 2013), 원주시의 만성질환 관련 지표들이 나쁜 수준을 보여주는 원인은 복합적이고, 단정하기 어려울 것이다. 하나의 원인을 고려해보면, 고령화되고 있는 원주시의 인구 구조가 영향을 주었을 것으로 추정된다. 원주시의 만성질환 관련 지표들의 관리는 좀 더 명확한 원인을 알아낼 수 있는 후속 연구가 필요할 것으로 보인다. 마지막으로, 10년간 원주시의 걷기실천율은 큰 변화가 없었으며, 2019년 기준 전국 평균보다는 12.4%, 강원도 평균보다는 6.8% 낮은 모습을 보여주었다. 2016년부터 원주시는 걷기환경 조성사업을 통해 건강도시를 위한 물리적 환경을 개선하였고, 원주시민과 공무원, 건강도시 자문위원회에서 좋은 만족도 평가를 받아 '걷기'라는 키워드를 강조해왔다. 하지만 전국 평균만이 아닌 강원도 전체 지역에서도 걷기실천율이 낮은 것은 물리적 환경 인프라의 개선뿐만 아니라 홍보와 교육을 통해 실제로 이용을 경험하는 대상자들의 인식 개선이 필요하다는 결과로도 볼 수 있다. 중소도시형 건강도시인 원주가 대중교통의 서비스 부족으로 인해 걷기실천율 지표가 좋지 않을 수 있고, 혹은 매년 증가하고 있는 원주시의 자가승용차 등록대수가 원인일 수 있다. 따라서, 원주시는 걷기 도시 디자인, 자전거 도로 확대 등의 새로운 접근법이 필요할 것이다.

셋째, 건강형평성(Health Equity) 및 지역 간 격차 해소 방안이 시급히 요청된다. 도시의 건강 수준 측면에서 도시의 건강형평성과 지역 간 격차를 파악하기 위해 WHO Urban HEART Tool의 Matrix 형태를 활용하여 지역별 건강 격차를 시각적으로 분석하였다. 한국의 건강도시사업으로 가장 많은 사업 유형은 생활습관을 개선하는 건강증진형 보건사업이었고, 두 번째가 위생환경개선사업, 세 번째가 건강교통형 사업, 네 번째가 건강형평성 사업으로 나타났다(남은우 외, 2009). 건강도시는 인구집단 간, 지역 간 건강불평등이 최소화할 수 있는 정책적 고민이 포함되어야 하며(WHO, 2004), 정책적 고민이 정책의 실제적인 실천으로 이어져 건강불평등을 해소해야 함을 강조하였다(김진희, 2016). 원주시는 행정구역상 도시지역(동)과 농촌지역(읍·면)의 특징을 모두 가지고 있는 도·농 복합지역이다(대통령령 제6542호, 1973). 본 연구의 지역 간 건강 격차 분석 결과와 원주시의 특징을 고려하여 몇 가지 의미 있는 결과를 도출하였다.

　넷째, 지역 간 의료접근성 차이가 나타나지 않도록 해야 한다. 농촌지역이 도시지역보다 취약한 의료시설 접근성을 가지고 있는 것으로 평가되었는데, 이는 민간의료시설이 원주시 내 도시지역에 집중되어 있기 때문으로 보인다. 이러한 의료시설의 불균형은 원주시만의 문제가 아니며, 강제적으로 의료시설의 위치를 변경하거나 이동은 불가능하다(오영호, 2002). 대안으로는 원주시가 보건지소와 보건진료소의 기능을 강화하는 것이 있는데, 지역사회 주민들이 보건지소와 보건진료소의 위치를 몰라서 가지 못하는 경우도 많았다(김명준 외, 2020). 중소도시형 건강도시인 원주시는 대중교통 확대를 통한 시민들의 보건의료서비스 접근성 개선이 필수적인데(남은우 외, 2009), 원주시는 민간 버스노선의 확장, 누리버스 운행 등의 정책을 시행하고 있어 문제를 해결할 의지가 있는 것으로 파악된다(원주시 교통정보센터, 2021).

　다섯째, 원주시 내 지역의 특성을 고려한 맞춤형 생활터 사업 기반 건강도시 전략을 적용할 필요가 있다. 원주시 내에서 취약 지표가 많은 2개 지역은 중앙동(16개)과 흥업면(11개)이었다. 원주시 중앙동은 원주시의 전통시장인 중앙시장, 자유시장, 농수산물시장, 민속풍물시장, 농산물새벽시장, 지하상가가 자리하고 있고, 주거단지보다는 업무단지의 성격이 강하다(중앙동 행정복지센터, 2016). 본 연구의 결과에 따르면, 원주시 중앙동은 다른 지역에 비해 건강도시에 대한 인지 여부, 사회적 자본, 생활양식 등의 지표들이 취약한 것으로 확인되었으며, 건강도시사업의 영역에 해당하는 생활터 사업 중 직장건강증진사업을 강화하는 것이 필요해 보인다. 또한, 원주시 흥업면의 경우를 살펴보면, 흥업면은 농촌지역으로 분류되어 있지만 평균연령이 낮고 유동 인구가 많은 것으로 확인되었다. 그 원인은 흥업면 내에 있는 3개의 대학교의 영향이 큰 것으로 보이며, 생활양식 지표 중 흡연율, 음주, 우울감, 피로감이 취약한 지역으로 나타나 흥업면에 오랫동안 거주하고 있는 지역주민뿐만 아니라 대학생들을 위한 건강증진학교사업이 필요한 것으로 나타났다. 이와 같이 생활터 접근법(setting approach)을 강조하는 이유는 건강(수준)이란 사람들이 일상생활을 하는 공간 속에서 만들어지고 존재하는 것이며, 건강에 영향을 미치는 가장 강력한 근본적인 원인은 사람들이 살고 일하는 환경과 사회적 조건 그 자체이기 때문이다(서울시, 2017).

결론적으로, 원주시민이 건강하기 위해서는 WHO에서 주장하는 건강의 사회적 결정요인(Social Determinant of Health)과 모든 정책에 건강(Health in All Policies)을 고려한 종합적인 지역보건 정책을 추진할 필요가 있음을 시사한다. 지방정부, 시민 그리고 보건의료기관 등의 이해 당사자들이 상호 협력하는 건강도시 원주 5개년 사업을 실천할 필요가 있으며(남은우 외, 2021), 이러한 노력의 일환으로 약물에만 너무 의존하지 않는 시민 차원의 건강행태 개선이 요구된다. 이를 위해, 지역사회 활동 자원을 적극 활용하는 사회적 처방 제도 도입과 같은 새로운 노력이 필요할 것이다.

참고문헌

강미화, 윤규탁, & 남은우. (2021). 영국의 사회적 처방 도입과 운영 사례: 킹스턴 지역을 중심으로. 대한보건연구, 47(2), 1-15.

김지언. WHO European Healthy City Evaluation Model에 의한 건강도시사업 평가-원주시 사례를 중심으로, 연세대학교 일반대학원 보건행정학과 박사학위 논문, 2021. 12.

남은우, & 박재성. (2006). 건강도시지표 비교를 통한 건강도시 수준의 평가-한국, 일본 및 영국의 일부 도시를 중심으로. 보건행정학회지, 16(2), 1-20.

남은우, 신택수, 박재성, 박기수, 송태민, & 김민경. (2007). 원주시 건강도시 웹 데이터베이스 구축. 보건교육건강증진학회지, 24(3), 119-128.

남은우. (2020). COVID-19 와 관련된 사회적 고립과 외로움 극복을 위한 사회적 처방 제도. 보건교육건강증진학회지, 37(1), 113-116.

남은우, 김혜경, 김마현 역. 치매의 사회적 처방, 원예인출판사. 2020. 01.

남은우 외, WHO 건강도시원주 발전 5개년 계획, 원주시. 연세대학교 의료복지연구소 건강도시연구센터, 2006. 9.

남은우 외, 비전 2020 건강도시원주 10개년 계획 개발 연구 보고서, 원주시. 연세대학교 의료복지연구소 건강도시연구센터, 2010.

남은우 외. 건강도시원주 5개년 기본계획 연구보고서: 2021-2025, 원주시. 연세대학교 의료복지연구소 건강도시연구센터, 2021.

남은우, 문지영, & 최은희. (2009). 국내외 건강도시 네트워크 관련 조직의 운영 현황 및 지원 방향. 한국보건교육건강증진학회 학술대회 발표논문집, 86-86.

남해권, 임수빈, 이상민, & 이유림. (2020). 한국과 캐나다의 사회적처방 시범사업 평가. 지역발전연구, 29, 45-73.

원주시 건강체육지식사업단. 연세대학교 의료복지연구소 건강도시연구센터. WHO 건강도시 원주 발전 5개년 계획. 2006년 9월 15일.

원주시. WHO 건강도시 원주 정책모델개발 연구보고서. 2008년 11월.

원주시 건강체육과. 연세대학교 의료복지연구소 건강체육과. 비전 2020 건강도시 원주 10개년 계획 개발 연구 보고서. 2010년 10월.

원주시. (2020). 원주비전 2045 장기발전종합계획.

원주시. (2021). 2021 원주시 시민 요구도 조사 결과보고서.

원주시. (2021). 교통정보센터.

원주시청. (2021). 원주시 건강도시사업 운영 현황.

원주시청. (2021). 원주시 방문건강관리사업 실적 및 현황.

원주통계정보. (2021). https://stat.wonju.go.kr/main.php

정민아 외. 사회적 처방에 의한 텃밭 활동 경험에 곤한 연구, 보건교육건강증진학회지, 2021. 3.

Hamine, S., Gerth-Guyette, E., Faulx, D., Green, B. B., & Ginsburg, A. S. (2015). Impact of mHealth chronic disease management on treatment adherence and patient outcomes: a systematic review. Journal of medical Internet research, 17(2), e3951.

Kim, J. E., Lee, Y. L., Chung, M. A., Yoon, H. J., Shin, D. E., Choi, J. H., ... & Nam, E. W. (2021). Effects of social prescribing pilot project for the elderly in rural area of South Korea during COVID-19 pandemic. Health Science Reports, 4(3), e320.

Nam, E. W., Song, Y. R. A., Park, M. B., Mun, J. Y., Kim, G. Y., Park, J. S., ... & Lee, M. C. (2006). 건강영향평가 및 건강도시 인증제 도입. In Proceedings of The Korean Society of Health Promotion Conference (pp. 107-120). Korean Society for Health Education and Promotion.

Nolte, S., & Osborne, R. H. (2013). A systematic review of outcomes of chronic disease self-management interventions. Quality of Life Research, 22(7), 1805-1816.

Reynolds, R., Dennis, S., Hasan, I., Slewa, J., Chen, W., Tian, D., ... & Zwar, N. (2018). A systematic review of chronic disease management interventions in primary care. BMC family practice, 19(1), 1-13.

WHO, Regional Guideline for Developing Healthy Cities Projects, WHO Regional Office for the Western Pacific, March, 2000.

World Health Organization. (2010). Urban HEART: urban health equity assessment and response tool.

World Health Organization. (1994). City health profiles: how to report on health in your city.

Zwar, N., Harris, M., Griffiths, R., Roland, M., Dennis, S., Powell Davies, G., & Hasan, I. (2006). A systematic review of chronic disease management.

Chapter 02

코로나19 시대의 주민 친화적인 작은도서관
: 원주시 흥업면 행복작은 도서관 활동 사례

김혜경   원주시 행복가득 작은도서관 관장

1) 작은도서관 설립 배경

작은도서관은 문화체육관광부의 지원하에 국민들의 지식정보 접근성을 높이고 생활 친화적인 도서관문화 향상에 이바지함을 목적으로 시작되었다. 원주시 흥업면에 위치한 행복작은 도서관은 2019년 7월 설립자 겸 관장인 김혜경 관장이 설립하였다. 설립 동기는 농촌 지역 주민의 정서 함양을 통한 **지역사회 커뮤니티 활성화**를 도모하는 것이며, 1·3세대 간 공감의 장소로써 설립되었다. 이후 연세대학교 건강도시연구센터와 MoU를 체결하여 커뮤니티케어 거점 활동 활성화 및 연구장소로 공식화 되었다. 연세대학교 건강도시연구센터 연구재단 과제 커뮤니티케어 및 사회적 처방 시범사업이 활발히 진행 중이다.

2) 이용자 현황

행복작은 도서관이 위치한 원주시 흥업면은 65세 이상 노인 인구(17.8%) 비율이 높은 고령지역으로, 이곳에서 행복작은 도서관은 흥업면 거주 노인들의 문화 및 휴거 공간으로 활용되고 있다. 여러 가지 문화 강좌를 실시(핸드메이드 인형 및 수제 비누 제작, 음악치료 프로그램 등)하여 문화 소외 지역인 흥업면에 다양한 문화체험의 기회를 제공하고 있다.

그림 2-1 문화 강좌 및 사회적 처방 프로그램 실시

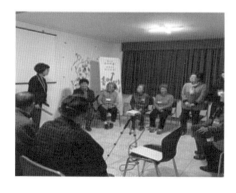 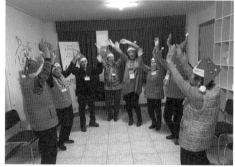

해당 작은도서관이 위치한 흥업면에는 연세대학교 미래캠퍼스, 한라대학교, 강릉원주대학교 원주캠퍼스 등 대학교가 전국적으로 면 단위 지역에 가장 많이 위치하고 있을 뿐만 아니라, 흥업초등학교, 매지초등학교, 사제초등학교 등 3개의 초등학교와 육민관 중·고등학교가 위치함으로써, 청년층의 유동인구가 많아 학생들의 작은도서관 이용률이 높다. 이를 바탕으로 청년세대와 노인세대가 함께 어울려 활동하는 프로그램을 기획하여 세대 간 교류를 증진하고, 지역주민들의 사회적 자본을 확대하며, 문화적 역량을 함양하고 있다. 설립 후 원주시 자원봉사활동 기관으로 공식 지정되었으며, 학생들의 지원을 받아 커뮤니티케어 학생 봉사단을 운영했다. 봉사단은 현재 1~5기까지 진행되었으며, 계속 활동 중에 있다.

현재 '연세대학교 건강도시연구센터'에서는 원주시 흥업면에 거주하는 65세 이상 어르신의 우울감을 줄이고 행복감을 증진시키고자 강원도 원주시 흥업면 작은도서관을 거점으로 '커뮤니티케어 사업'을 진행하고 있다.

그림 2-2 **1·3세대 교류 프로그램**

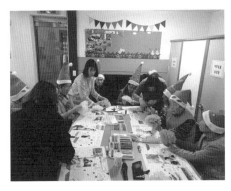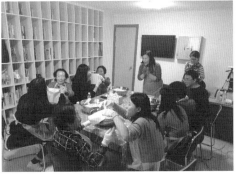

현재까지 1·2·3·4·5차의 시범사업이 완료되었으며, 본 프로그램 이외에도 시범사업 대상자들의 자조 형성을 위해 매주 1회씩 '자조모임'을 진행하고 있다.

그림 2-3 **연세대학교 건강도시연구센터 조직도**

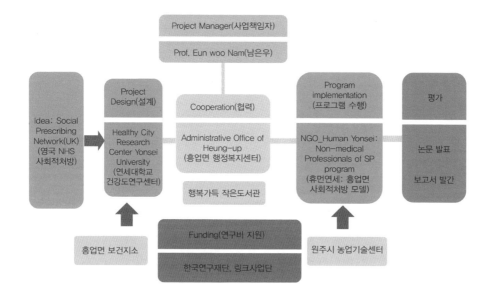

3) 지역사회 활동 참여 배경

　65세 이상 어르신들의 고독감과 우울감 심화 문제가 사회적 이슈로 대두되고 있으며, 특히 사회 환경적으로 고립이 큰 농어촌 및 산간 지역 거주 노인들의 고독감과 우울감이 도시지역 거주 노인들에 비해 더 크다는 사실이 제기되었다. 이를 통해 흥업면 어르신들은 스스로의 성공 경험을 통해 성취감 및 자존감을 향상하고 역량을 강화하여, 사회적 고립이나 낙인에 의한 은둔을 예방하고자 하였다. 또한 교양 활동과 건전한 취미 생활 및 사회참여 활동 등을 통하여 어르신들의 노후에 삶의 질을 향상하고자 하였다.

　작은도서관은 활동하는 흥업면 어르신들의 의미 있는 삶과 실질적인 사회공헌을 통하여, 더욱 건강한 삶을 영위할 수 있도록 돕는 역할을 하였다. 이에, 품격 있는 지역사회 봉사를 위한 다양한 교양 강의를 실시하고, 발표 및 공연을 통한 지역사회 지적 환원을 유도하였다. 흥업면은 농촌 지역으로 노인 인구 비율이 높을 뿐 아니라, 지역 내 3개의 대학이 위치하여 청년 인구수도 많다는 특수성이 있다. 이를 바탕으로 청년세대와 노인세대가 함께 어울려 활동하는 봉사단을 기획하여, 세대 간 교류를 증진하고 노인세대에게 지역 내 구성원으로서의 역할과 책임감을 고취 시키고자 하였다.

코로나19의 장기화로 인해 일상에 큰 변화가 생기면서 '코로나 우울'이라는 신조어가 발생했을 정도로 코로나로 인한 피해는 단순히 육체뿐 아니라 정신적인 피해도 유발하였다. 코로나19의 확산으로 격리 대상자뿐만 아니라 일반 시민도 고립, 외출 자제 등 일상에 큰 변화를 맞이하게 되어 우울감이나 무기력증을 경험하는 사람들이 크게 증가했다. 이로 인해 사람을 대면하던 일상을 잃어버리고 단절된 생활을 지속하며 사회적 고립감이 증대되었다. 코로나19가 발생한 후 국가적으로 대면 활동을 통제하고 특히, 노인들의 외부활동 자제가 권고되어, 자의적, 타의적으로 외부 활동을 하지 못하게 된 노인들의 코로나 우울이 심화되었다.

2 주민 친화적인 활동 사례

1) 지역사회 현황 및 문화 콘텐츠 상황

홍업면은 농촌 지역으로서, 대부분의 지역이 농림지역(46.3%) 이며, 대다수가 농업에 종사하고 있다. 총 인구는 2019년 5월 기준 9,105명이며, 이 중 65세 이상 노인은 1,624명(17.8%)이며, 원주 홍업면의 고령화율(18.75%)은 전국 평균(14.8%)에 비해 높다. 홍업면은 총 4개 리(홍업리, 사제리, 대안리, 매지리)로 이루어져 있으며, 총 31개의 경로당이 있다(원주시청, 2019a; 원주시 홍업면 행정복지센터, 2019). 이러한 홍업면은 교통시설이 취약한 농촌지역이며, 지리적인 불편함으로 인한 문화소외 지역이다. 최근 사회 · 경제적 차별 없이 누구나 문화예술을 향유하고 참여함으로써 삶의 질을 향상시킬 권리가 있다는 사회적 인식이 높아졌다. 또한 고령화 시대를 맞아, 문화소외 농촌지역 어르신들의 문화예술 활동의 부재가 사회적 이슈로 대두되고 있다. 이에, 문화소외 농촌지역에 대한 문화 향유권 신장 및 문화 양극화 해소에 기여하고자 하며, 이를 해결할 수 있는 방안으로 지역사회에서 함께 즐길 수 있는 정서지원 문화예술 활동을 지원하고자 한다.

그림 2-4 흥업면 주변 생태 환경도

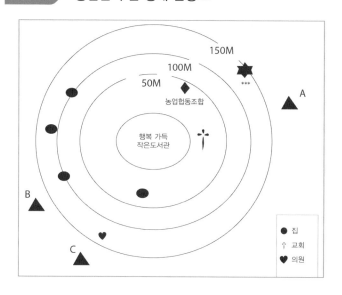

- A: 연세대학교 미래캠퍼스
- B: 한라대학교
- C: 강릉원주대학교

다만 현재는 흥업면 내 어르신들이 문화활동을 즐길 수 있는 환경이 열악한 상황이다. 문화활동을 하기 위해선 버스를 타고 30분 이상 시내권으로 이동해야 하며, 버스 배차시간 또한 간격이 넓어 이조차도 잘 활용할 수 없다. 흥업면에 거주하는 65세 이상 노인의 수가 흥업면 총 인구의 약 20%를 차지함에도, 어르신들을 위해 여가서비스가 제공되는 노인복지관이 지역 내에 자리 잡고 있지 않으며, 흥업면에서 가장 가까운 원주시 노인종합복지관은 버스로 약 50분이 소요된다. 기타 건강보험공단에서 운영되는 건강 교실 등 몇 가지 보건·복지 프로그램이 진행되는 곳은 흥업면 내 아파트 경로당 등 소수 경로당에 그치며, 흥업면은 어르신들에게 있어 문화소외지역이다. 그러므로 1세대(노인세대)와 3세대(청년세대)의 세대 공감이 필요하다.

2) 뮤직스토리텔링 소개

뮤직스토리텔링은 음악치료를 기반으로 자아존중감을 회복하고 삶에 대한 희망과 비전 형성을 돕고 정서지원을 목적으로 개발되었다. 뮤직스토리텔링 사회적처방은 음악치료의 이론적 근거와 심리상담기술을 기반으로 이루어졌으며, 2013년도에 특허청으로부터 서비스등록 특허를 받았다.[1] 현재는 코로나19로 인해 대면사업이 어려우므로, 연세대학교 미래캠퍼스 건강도시센터, 링크사업단과 협력하여 영상을 활용한 비대면 뮤직스토리텔링 프로그램을 실시하고 있다.

(1) 신체적 효과

사고증진, 신체적 기능 조절강화 등의 신체적 반응 유발, 엔도르핀 생성, 인간의 면역체계에 긍정적인 영향, 감정과 호르몬 생성 등 일상 행동에 영향을 미친다.

(2) 심리적 효과

미적인 즐거움, 심리적 안정, 상징적 표현 가능, 자기 성찰을 통해 자아존중감 회복, 삶에 대한 희망과 비전 형성, 상상력을 촉진시킨다.

(3) 사회적 효과

사회규범과 관련되어 있고, 사회 기관과 종교의식을 확인할 수 있다. 사회·문화의 연속성과 사회 통합에 기여할 수 있으며, 사회 공헌의 효과가 있다. 사람의 신체와 정신을 치유하여 삶의 질을 향상시키고, 보다 나은 행동의 변화를 가져오게 돕는다. 흡연, 음주, 알코올, 스트레스, 자살 등의 위해 요소를 감소시킨다. 개인의 건강 뿐만 아니라 가족, 가족관계를 회복시킨다. 건전한 시민 더 나아가 건강한 도시, 국민으로 거듭나도록 돕는다. 자신에 대한 성찰을 통해 자아존중감을 회복하고, 삶에 대한 희망과 비전 형성을 돕는다.

---

1   특허청 서비스등록표증 제 41-0266333호(특허신청자: 김혜경(작은도서관), 등록일: 2013년 8월 14일) (부록1)

(4) 뮤직스토리텔링(Music Story Telling)의 4단계 프로세스

그림 2-5 뮤직스토리텔링 4단계 프로세스

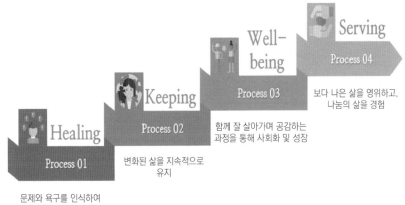

① Healing

인간의 신체적 · 정신적 상태가 회복되는 것으로서 치유(治癒)라고도 하며, 문제와 욕구를 인식하여 긍정적인 삶으로 복원하는 단계이다.

② Keeping

긍정적으로 변화되어가는 삶을 지속적으로 유지할 수 있도록 지원하고 지지하는 단계이다.

③ Well-being

함께 잘 살아가며 공감하는 과정을 통해 내면적 성장을 추구하고 나아가 사회화를 경험하는 단계이다.

④ Serving

보다 나은 삶을 영위하고, 나눔의 삶을 경험하게 함으로써 개인의 자존감을 향상시켜, 자신이 속한 사회를 돌보며 사회에 공헌하는 단계이다. 봉사를 통해 사회관계망을 구축하고 삶의 보람을 찾아가는, 치료를 넘어선 전인적 치유의 단계이다.

(5) 뮤직스토리텔링(Music Story Telling)의 7영역

그림 2-6 뮤직스토리텔링 7영역

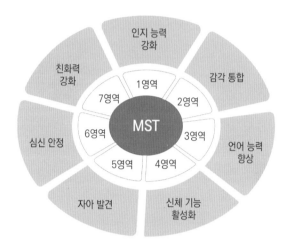

① 인지 능력 강화 (Enhancing Cognitive Capacity)

사용 기법은 BGM을 활용한 스토리북 제작, 포토북 작업, 자신의 과거를 회상하는 방법이 있다. 기대 효과는 회고력, 지남력, 기억력을 증진 등이 있다.

그림 2-7 인지 능력 강화 활동

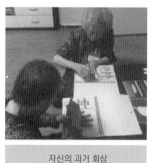
자신의 과거 회상

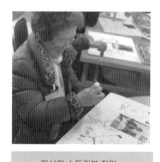
자신의 스토리북 작업

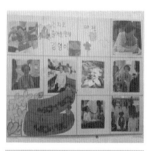
자신의 스토리북 발표

② **감각 통합** (Integrating Sensory Abilities)

사용 기법은 통합 리듬 활동, 단순 감상 요법, 색깔 음계, 공명 실로폰 합주 등의 연주를 경험하는 방법이 있다. 기대 효과는 시청각 및 통합 감각 증진을 통한 협응력 강화 등이 있다.

그림 2-8　감각 통합 활동

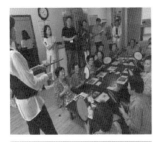 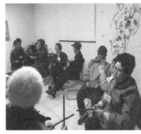 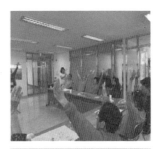

| 통합 리듬 활동 1 | 통합 리듬 활동 2 | 통합 리듬 활동 3 |

③ **언어 능력 향상** (Improving Language Skill)

사용 기법은 Song Writing, 발성 · 발음, 외국어 노래 학습을 연습하는 방법이 있다. 기대 효과는 뇌 활동 강화 및 창의성 · 자발성 발달 등이 있다.

그림 2-9　언어 능력 향상 활동

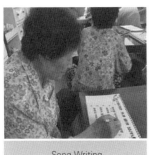 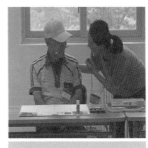 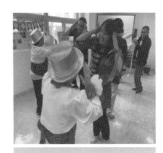

| Song Writing | 발성 · 발음 연습 | 외국어 노래 학습 |

④ 신체 기능 활성화 (Activating Physical Functions)

사용 기법은 RFL(Rhythm for life), 생기 호흡(호흡 훈련) 등의 훈련이 있다. 기대 효과는 긍정 호르몬 자극, 긍정적 에너지 형성 등이 있다.

그림 2-10 신체 기능 활성화 활동

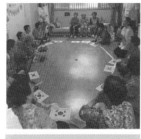

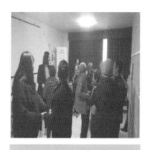
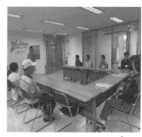

RFL 1

RFL 2

생기 호흡

⑤ 자아 발견 (Discovering Self)

사용 기법은 합창, 중창, 아카펠라를 통한 연주를 경험하는 방법이 있다. 기대 효과는 단체 속 자기효능감 향상, 개별 리더십 등의 발견이 있다.

그림 2-11 자아 발견 활동

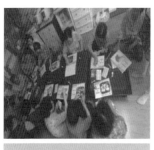
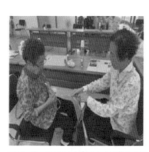
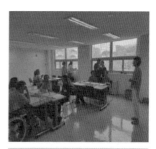

GIM 1

GIM 2

GIM 3

⑥ **심신 안정** (Calming Mental & Physical State)

사용 기법은 GIM(Guide Image Music)을 경험하도록 돕는 방법이 있다. 기대 효과는 내적 이미지 강화, 심리적 · 정서적 안정감의 지지 등이 있다.

`그림 2-12` **심신 안정 활동**

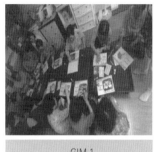
GIM 1

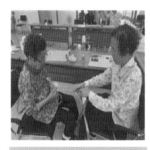
GIM 2

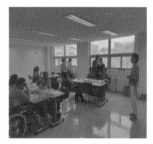
GIM 3

⑦ **친화력 강화** (Enhancing Affinity)

사용 기법은 MIC(Movement Improvisation Circle), 공연 및 발표 등이 있다. 기대 효과는 사회성 강화, 자조 모임(자발적 커뮤니티) 형성 등이 있다.

`그림 2-13` **친화력 강화**

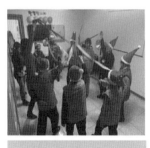
MIC

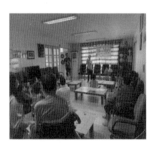
공연준비

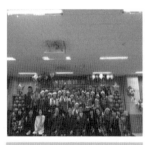
발표

(6) 세션별 진행방법

표 2-1 사회적 처방(Social prescribing) 프로그램

사회적 처방(Social prescribing) 프로그램 세션별 진행방법				
#1주차 세션	**#2주차 세션**	**#3주차 세션**	**#4주차 세션**	**#5주차 세션**
RFL ① 당신은 누구십니까 하고 물어본다. ② 자신의 이름을 소개한다. ③ 당신은 누구십니까 노래에 맞춰 이름과 박자를 매칭한다. GIM ① 스토리북의 꽃그림을 부착한다. ② 나의 이야기를 친구들에게 이야기해본다. ③ 친구의 그림과 바꾸어 보고 친구의 꽃을 안다. MIC ① 다양한 박수(337박수, 대한민국 박수)를 인지한다. ② 음악에 맞추고 구호에 따라서 박수를 친다.	RFL ① 친구야 나는 너를 사랑해 노래를 감상한다. ② 가사를 함께 읽어본다. ③ 다같이 노래를 불러본다. 율동에 맞춰서 노래를 불러본다. GIM ① 각자 스토리보드를 순서대로 넘겨보며 다른 친구들의 장점을 이야기 나눈다. ② 친구의 스토리보드에 내 손을 올려놓고 밑그림을 그린다. ③ 손가락 그림 빈 공간에 친구의 장점을 써준다. MIC ① 친구야 나는 너를 사랑해 노래에 맞춰 조별 율동을 만든다. ② 조별 발표를 한다.	RFL ① 고향의 봄 노래를 감상해본다. ② 자신의 고향을 소개하고 고향에 대한 추억을 말한다. ③ 고향의 봄 노래에 맞춰서 복식호흡을 배운다. GIM ① 음악을 들으며 고향에 대한 추억에 잠긴다. ② 스토리보드의 그림으로 표현해본다. MIC ① 친구와 짝을 맞추어 인사한다. ② 둘이 살짝 손잡고 노래에 맞춰서 눈 마주침과 활짝 웃음을 나눈다.	RFL ① 둥글게 둥글게 노래를 감상한다. ② 가사에 맞추어 함께 불러본다. ③ 함께 손잡고 노래에 맞추어 상하좌우 근육운동을 한다. GIM ① 웃는 얼굴의 밑그림을 나누어준다. ② 스토리보드를 붙이고 꾸미는 작업을 한 후 표정연습을 한다. MIC ① 동구 밖 과수원 길 노래를 익힌다. ② 노래 선율에 몸동작을 실어 따뜻한 감성을 나눈다.	RFL ① 즐겁게 춤을 추다가 노래를 감상한다. ② 리듬에 맞추어 신체로 즐거움을 표현해본다. GIM ① 자신의 소원에 대해 이야기를 나눈다. ② 소원의 배를 만들어본다. MIC ① 내 몸의 기능에 대해서 알아보는 시간을 가진다. ② 자신의 신체에 대해서 칭찬하는 시간을 가진다. ③ 머리 어깨 무릎 발 노래에 맞춰서 노래와 율동을 한다.
#6주차 세션	**#7주차 세션**	**#8주차 세션**	**#9주차 세**	**#10주차 세션**
RFL ① 마음과 몸 두드리기로 친구와 형성한다. ② 좋은 친구에 대해 이야기한다. GIM ① 웃는 얼굴 꼴라쥬 작업을 한다. ② 친구와 마주 보며 웃어보기를 한다. ③ 얼굴 표정운동을 한다. MIC ① 각 신체부위를 두드리며 안마한다. ② 친구와 서로 안마를 해주며 친밀감을 표현한다.	RFL ① 친구야 노래를 감상한다. ② 친구야 가사 대신에 짝꿍 이름을 넣어서 작곡한다. GIM ① 고무신 사진을 스토리보드에 붙인다. ② 자신의 고무신을 꾸민다. MIC ① PPT를 이용해서 친구 퀴즈 맞추기 ② 친구야 노래를 이용해서 조별 활동을 한다.	RFL ① 아 대한민국 노래를 감상한다. ② 조별로 연습해본다. ③ 조별로 발표해본다. GIM ① 태극기에 대한 설명을 한다. ② 태극기를 그려본다. MIC ① 국민체조 시범을 보인다. ② 국민체조를 실시한다.	RFL ① 무지개 색깔별 짝꿍을 정한다. ② 치매 예방법에 대해 이야기 후 발표한다. ③ 알송달송 무지개 노래를 부른다. GIM ① 색깔별 영양을 이해한다. ② 조별로 색깔에 맞는 영양 성분에 대해 발표한다. MIC ① 세 박자 여섯 박자를 숙지한다. ② 리본체조 및 스트레칭을 한다.	RFL ① 미뉴에트 노래에 맞춰 박자를 인지해본다. ② 노래에 맞춰서 3박자 걷기를 한다. ③ 음악에 맞춰 해피워킹한다. GIM ① 손목리본을 만들어 친구의 손목에 묶어준다. MIC ① 왈츠 영상을 시청한다 ② 친구와 함께 손을 잡고 왈츠 춤을 춘다. ③ 파트너를 바꾸어가며 활동한다.

#11주차 세션	#12주차 세션
RFL ① 강강술래 노래를 감상한다. ② 줄을 꼬아서 큰 원을 만든다. ③ 음악에 맞추어 함께 강강술래 노래를 부른다. **GIM** ① 옆 친구의 줄끼리 묶어서 줄을 하나의 큰 원으로 만든다. ② 큰 원이 된 줄을 잡고 돌면서 강강술래 노래를 부른다. ③ 각종 악기(카주, 리듬 스틱 등)를 함께 연주한다. **MIC** ① 강강술래 음악에 맞춰 각 조별로 율동을 만들어본다. ② 각 조별로 발표한다. ③ 숨 고르기 운동을 한다.	**RFL** ① 각자 준비한 장기자랑(율동, 연주, 노래)을 실시한다. ② 심사위원이 심사하여 수상할 수 있도록 한다. **GIM** ① 긍정적인 단어(사랑, 희망, 용기 등)를 종이에 적어 대상자 수만큼 오려놓는다. ② 큰 전지에 미리 나무 그림을 그려놓고 벽에 임시로 부착한다. ③ 대상자들에게 단어가 적힌 종이를 각자 하나씩 가지게 한 후 그 단어를 호명하면, 그 단어를 가지고 있는 대상자가 나와서 나무에 종이를 붙인다. **MIC** ① 종강식을 진행한다. ② 뮤직스토리텔링 프로그램 소감을 발표한다.

〈용어〉

- RFL: Rhythm For Life (자기 스토리 및 인지 강화 영역)
- GIM: Guide Image Music (리듬 창조 및 삶 속 친화력 강화 영역)
- MIC: Movement Improvisation Circle (운동력 및 통합 강화 영역)
- 송라이팅(Song Writing): 송라이팅이라는 용어는 기존에 익숙한 곡에 강약, 빠르기, 가사 등을 대상자 나름대로 변화시켜 대상자 입장에서 곡을 변형하는 활동을 뜻한다. 가장 빈번하게 활용하는 것은 널리 알려진 동요나 가곡, 민요 등에 담긴 가사 중 짧은 어구나 단어를 선정하여 상황에 관련되는 내용으로 가사를 바꾸는 것이다. 가사에 포함된 단어를 대상자의 주관에 따라 바꾸는 과정에서 그들은 자신을 표현할 수 있는 기회를 가진다.

3) 고령자 커뮤니티케어를 위한 사회적 처방

사회적 처방(Social Prescribing)이란, 일차의료 의사(GP, General Practional)가 만성질환, 정신건강 문제가 있는 환자에 대해 의학적 처방과 더불어 사회적 활동과 같은 비약물 치료법을 처방하는 것이다. 사회적 처방 코디네이터는 지역사회의 비의료 서비스(사회적 처방센터)와 연결하는 역할을 담당한다.

그림 2-14	사회적 처방에 의한 환자 의뢰 프로세스

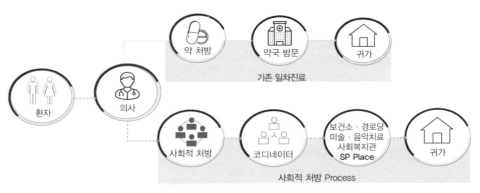

출처: 남은우 등, 한국연구재단 사회적 처방 시범사업 모형 보고서, 연세대학교 의료복시연구소 건강도시연구센터, 2019

표 2-2	사회적 처방 실행과정표

	과정	지역사회 협력기관(담당자)
1	신체적·정신적 문제가 있는 대상자를 방문 면담	작은도서관(링크워커 코디네이터)
2	대상자의 상황을 정확히 관찰 후 GP와의 상담과 진료를 연계	보건지소(공중보건의) 작은도서관(사회적 처방 활동가)
3	GP는 대상자와 충분한 상담을 진행한 후, 사회적 처방 서비스를 연구 협력기관(작은도서관)으로 의뢰(도보 5분 거리)	보건지소(공중보건의)
4	사회적 처방 활동가(Link Worker)는 의사가 처방한 사회적 처방을 토대로 환자에게 맞는 사회적 활동을 연계하고 안내	작은도서관 (사회적처방 활동가, 사회복지사, 코디네이터)
5	사회적 처방 프로그램을 실시(대면/비대면)	작은도서관 (사회적처방 활동가, 음악/독서치료사)
6	프로그램을 이수한 이후 전·후 변화를 측정	연구기관(연구책임자, 공동연구진)

사회적 처방은 현재 흥업에서 65세 이상 노년층의 고독감 감소를 목적으로 어르신들의 우울감 감소와 행복 증진을 위한 노력을 지속해왔다. 코로나 사태로 인해 강사와 비대면으로 접촉하며 우울감과 고독감을 감소시킬 수 있는 영상을 제작하게 되었다. 영상을 활용한 비대면 사회적 처방은 현재 전염병으로 고립된 65세 이상 노년층을 대상으로 실행하고 있다. 이 시범사업을 시작으로 비대면 사회적 처방은 전염병으로 외출이 통제되는 시기에 고립감이 심화된 모든 이를 대상으로 적용할 수 있다. 이외에도 사회적 처방의 장소까지 나오기 힘든 장애인과 멀리 떨어져 있는 해외지역까지 확대되어 적용이 가능하다.

4) 비대면 영상 제작 및 실행

(1) 비대면 영상 제작 배경

코로나19 이전처럼 주변 사람들과 소통하고 취미나 여가시간을 가져야 할 필요성이 대두되고 있다. 특히 코로나에 취약한 노인들은 더욱 집에 머물러 있을 수밖에 없으므로 언택트(Un+Contact) 형식인 영상이 대체재로 떠오르고 있다. 그동안 진행했던 사회적처방 프로그램을 모두 영상으로 제작해 집에서도 동일하게 교육을 받거나 취미생활을 유지하여 우울감으로부터 해방될 수 있도록 돕고자 하였다. 코로나19로 인해 5인 이상 사적 모임 금지와 같이 대면으로 진행할 수 없는 상황 속에서 비대면 프로그램을 실시해야 했기에, 프로그램을 영상화하여 여러 장소에서 프로그램을 실시할 수 있는 환경을 제공하였다. 비대면 영상 교육은 팬데믹으로 인해 잃어버린 일상 속에서 누렸던 소통과 활력을 다시 누릴 수 있도록 하는 데에 의미가 있으며, 팬데믹으로 모두 집 밖을 나오지 못하지만 젊은 층과 다르게 노인들은 집 안에서 누리는 것들이 한정되어있기에, 대면으로 진행했던 커뮤니티케어 프로그램을 밖에 나가지 않고 집에서 활동함으로 삶의 활력을 불어넣을 수 있다. 영상 제작 과정으로서, 기존 본 사업의 중재프로그램으로 활용하였던 뮤직스토리텔링 프로그램을 영상 매체의 특성에 맞게 수정 및 보완하는 작업을 하였으며 전반적인 계획표를 작성하였다. 비대면 영상 강의와 관련하여 유사한 경험이 있는 편집 업체에게 자문을 받아 영상 콘티를 작성하였다. 매 촬영 이전에 콘티를 작성하고 촬영을 진행하였다. 콘티는 대본을 바탕으로 작성하되, 치료사(강사),

클라이언트가 등장해야 하는 부분을 구분하여 작성하였다.

(2) 사회적 처방 영상 매뉴얼 표

표 2-3　　비대면 영상강의 매뉴얼 표

번호	코너 이름	영상 제목	사용 음원
1	즐거운 인생	나비 호흡법	우리의 소원
2		같이 호흡법	당신은 누구십니까? 홀로 아리랑
3		동글동글 호흡법	얼굴
4		사랑 호흡법	아! 대한민국
5		무지개 초흡법	알쏭달쏭 무지개
6		군밤 호흡법	군밤 타령
7	추억의 노래 산책	컵타(1)	우리의 소원
8		컵타(2)	얼굴
9		핸드벨(1)	알쏭달쏭 무지개
10		핸드벨(2)	작은 별
11		소고(1)	과수원 길
12		소고(2)	군밤 타령
13		노가바(1)	홀로 아리랑
14		노가바(2)	아! 대한민국
15		합창(1)	고향의 봄
16		소고(3)	커케쏭
17		그림 그리기	섬집 아기
18		해피워킹(1)	라데츠키 행진곡
19		해피율동	군밤 타령(변형곡)
20	행복백세체조 +문화교실	허리튼튼 체조	경음악
21		좋은 우리말 박수 체조	클레멘타인
22		동글동글 꼭 체조	경음악
23		두드림 건강 체조	경음악
24		빨주노초파남보 체조	경음악
25		건강리듬 체조	경음악
26	건강정보	뇌 건강	–
27		견과류	–
28		비타민D	–
29		달걀	–
30		콩	–
31		가지	–
32	추억의 노래 산책	해피워킹(2)	작은 별
33		해피워킹(3)	아름다운 나라
34		합창(2)	고요한 밤

(3) 비대면 영상 편집 및 제작 과정

| 표 2-4 | 비대면 강의 콘티 예시 |

작성자: 윤○○

수정일: 2020. 10. 30.

- 내용: 치료사 단독
- 빗금을 표시한 내용: 치료사 + Ct. 나란히

	대본	비고
	#1. 즐거운 인생	
1	음악을 통해 서로에게 즐거움을 선물하려 합니다.	'즐거운 인생' 코너 설명
2	마음 문 활짝 열고 즐거운 인생을 향해 출발해보실까요?	
3	오늘은 건강한 호흡법에 대해 알려드릴게요.	건강 호흡법 자막
4	들숨과 날숨 호흡법을 두 가지 동작으로 배워보시겠습니다. 첫 번째 들숨 날숨 동작입니다.	두 가지 동작 자막 첫 번째 동작 자막
5	들숨 동작입니다. 3박에 맞춰 양손을 쭉 뻗어서 어깨까지 올립니다. 해보실까요? (하나 둘 셋)	들숨 자막
6	날숨 동작은 3박에 맞춰 천천히 내립니다. 해보실까요? (하나 둘 셋)	날숨 자막
7	한 번 더 해보실 텐데요, 이때 유의점이 있습니다.	힘 빼기 자막
8	먼저 힘을 먼저 빼도록 하겠습니다.	
9	배로만 깊숙이 들이마신다고 생각하시면서 한 번 다시 해보겠습니다.	
10	들숨입니다. (하나 둘 셋)	들숨 자막
11	날숨입니다. (하나 둘 셋)	날숨 자막
12	이번에는 친구들과 함께 한 번 해보겠습니다. (하나 둘 셋)	
13	한 번 더 해볼까요? (하나 둘 셋)	두 번째 동작 자막
14	네, 이번에는 들숨 날숨 2번째 동작 배워볼게요.	들숨
15	들숨 동작입니다. 3박자에 맞춰 한 박씩 끊으며 차렷 자세에서 양손을 쭉 뻗어 어깨까지 올립니다.	날숨

16	날숨도 동일하게 한 박씩 끊으며 양손을 천천히 내립니다.	
17	한번 해보실까요? (하나 둘 셋)	
18	이번에는 친구랑 같이 해보겠습니다. (하나 둘 셋)	
19	이번에는 '통일'이라는 3박자 노래에 맞춰서 호흡과 동작을 해보도록 하겠습니다.	노래: 통일
20	호흡법에 대해 알아보았는데요,	
21	이번에는 친구들과 함께 통일이라는 노래의 가사를 읽어보도록 하겠습니다.	가사 자막
22	그럼 다 함께 오빠 생각을 불러보실까요?	통일 MR

영상 촬영은 편집 업체에게 촬영 도구 및 유의사항 등 필요한 자문을 받아, 본 센터에서 직접 촬영을 실시하였다. 촬영 장소는 연세대학교 미래캠퍼스 내 강의실이며, 해당 기간이 코로나19 팬데믹 시기임을 고려하여 방역지침을 준수하며 진행하였다. 영상 편집의 경우, 본 센터에서 영상 촬영 및 간단한 컷편집 이후 영상을 편집 업체에게 전달하여 편집을 의뢰하였다. 구글드라이브 공유 기능을 활용하여 편집 업체와 실시간으로 피드백을 받고 이를 확인하는 과정을 거쳤다. 최종 편집된 영상을 토대로 실제 사업 때 쓰일 시나리오와 강의 지침을 작성하였다. 이 지침을 기본으로 하여 비대면 영상 사업을 진행하였다. 본 사업을 시작하기에 앞서, 지역 어르신 네 분과 함께 영상 시연회를 실시하였다. 이 시연회를 통해 향후 사업에서 보완되어야 할 사항과 추가되어야 할 사항을 정리하였다.

(4) 비대면 영상 강의 지침(예시)

아래 예시는 작은도서관에서 실시한 '추억의 노래산책_이혜란 강사_컵타(2)'에서 일부를 발췌하였다.

| 표 2-5 | 추억의 노래 산책 컵타 영상 지침 |

제목	추억의 노래산책 / 컵타(2) / 얼굴
목표	1. 컵타를 통한 신체적 건강(소근육 발달, 리듬감 향상, 몸의 피로감 해소, 고혈압 완화, 긴장성 두통 완화) 증진 2. 정신적 건강(집중력 향상, 스트레스 해소, 기억력 발달, 치매예방, 자존감 형성, 뇌인지 기능 활성화) 증진
기대효과	1. 여러 가지 동작으로 신체활력을 증진 2. 리듬운동을 통한 감각발달 및 인지기능을 향상 3. 어르신들 간 정서적 유대감을 형성하고 우울예방 효과
활용 곡명과 악기	윤연선 〈얼굴〉, 컵타
세션 개요 및 사용 음악 이해	 1970년대 대표곡 〈얼굴〉 곡 설명 : 통기타와 함께 1970년대를 대표하는 곡으로 신귀복 님 작곡 윤연선 가수의 노래로 지금까지도 국민 가요로 불리고 있음. 통기타 반주로 인해 우리에게 애틋한 정서를 남기는 곡임. 실제 이곡의 가수인 윤연선 씨는 첫사랑을 이루지 못한 채 무려 20년을 그 얼굴을 그리워하다, 결국 첫사랑과 다시 만나 결혼하게 된 일화가 있다. * 컵타: 컵으로 하는 난타. 컵과 난타의 합성어로. 보통 플라스틱 컵이나 스포츠스태킹용 컵을 이용한다. 리듬활동을 쉽고 즐겁게 구성하여 누구나 쉽게 활동할 수 있다. 재활용 난타, 타악기 난타, 스틱 난타 등 다양한 악기를 응용하여 대상자의 역동적 에너지를 형성하여 성공감을 이끈다.
세션 내용	– Opening (0~3분) 가사 및 노래 설명 (신귀복 작곡, 심봉석 작사, 윤연선 노래) 추억의 노래 산책　　　　　사회적 처방 MST 1970년대 대표곡 〈얼굴〉 신귀복 작곡, 심봉석 작사, 윤연선 노래

세션 내용	– Session (3~7분) 1970년대 대표곡 〈얼굴〉과 함께하는 컵타 활동 강사 멘트: "컵은 깨지지 않는 플라스틱 컵으로 준비합니다. 여러 가지 색깔 컵으로 시간적 효과도 기대해봅니다. 첫 번째, 컵에 열린 부분을 바닥에 놓습니다, 두 번째, 두 손으로 컵을 감싸듯 잡아줍니다." * 컵타 악기 잡는 법 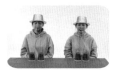 강사 멘트: "청각적으로 예민한 분들을 위해 컵타 연습 시 테이블보를 사용할 수 있습니다." * 컵타 동작 설명 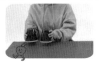 강사 멘트: "음악에 맞추는 동작은 간단하고 쉽게 구성하여 반복적으로 사용합니다." 1. 3박자에 맞춰 칩니다. (쿵 쿵 쿵) 2. 6박자에 맞춰 칩니다. (박수 컵컵), (박수 두손) 3. 3박자에 맞춰 칩니다. (하나 둘 쿵) 컵타 연주 〈BGM: 얼굴〉 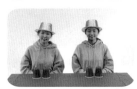

강사 멘트: "개인 연습, 짝 연습, 그룹 연습을 통해 단순한 리듬연습을 지겹지 않게 반복하여 익히게 합니다. 그룹별로 동작을 만들어 발표하게 할 수도 있습니다."
– Closing (7~8분)

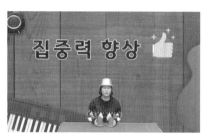

컵타의 효과 설명 및 마무리(스트레스 해소, 기억력 향상, 집중력 향상)

(5) 비대면 영상 피드백 내용

참여 대상자 노인분들의 피드백은 아래와 같다.

:김〇〇 어르신　- "핸드벨 연주가 가장 신나고 흥미로웠다."

:김〇〇 어르신　- "비대면 영상 강의가 만족스러웠다."

:성〇〇 어르신　- "영상 내용에 대해 이해하기 쉬웠다."

:박〇〇 어르신　- "노인 건강에 좋아, 다른 사람들에게 추천하고 싶다."

참여 연구원의 피드백은 아래와 같다.

: 윤〇〇 연구원 - "어르신들이 쉽게 따라 할 수 있어 어르신들의 관심도가 높았고, 신체적 능력 향상에도 도움을 주었다."

: 임〇〇 연구원 - "영상을 시청하는 동안 어르신들의 표정이 밝았으며, 영상에서의 다양한 시각적 효과가 어르신들의 이해력을 증진시켰다."

자원 봉사자들의 피드백은 아래와 같다.

: 권〇〇 학생 - "쉬운 동작을 반복하여 어르신들의 집중도가 높았다.", "악기를 이용하여 어르신들의 기분이 더욱 좋아질 수 있었다."

: 남○○ 학생 – "어르신들이 흥겹게 따라 하실 수 있어서 좋았다.", "동작 시연 과정이 더욱 추가되면 좋을 것 같다."

: 박○○ 학생 – "영상 처음과 끝에 어르신들께서 다시 한번 더 따라 할 수 있도록 기획된 것이 좋았다.", "어르신들이 어렵지 않고 쉽게 따라 할 수 있게 기획되어서 좋았다."

5) 사회적 처방 종료 후 자조 활동

(1) 마을 훈장 임명

　마을 훈장 역량강화교육을 실시하여, 흥업면 어르신들 일부가 마을 훈장으로 임명되었다. 마을 훈장은 연세대학교 건강도시연구센터의 '커뮤니티케어 사회적 처방' 시범사업의 일환인 자조역량강화모임 과정을 2019년도에 성공적으로 이수한 어르신들을 일컫는다. 현재 지역사회 활동에 직접 참여하면서 더불어 사는 흥업마을을 만들기 위해 노력하고 있다. 마을 훈장들, 사업 실무팀, 학생 봉사단이 함께 사업 대상자인 홀몸 어르신 대상자를 직접 발굴하며, 홀몸 어르신들이 지역사회에 나와 또래 친구들(마을 훈장님들)을 만나고 1·3세대 새로운 사회적 관계를 형성하였다. 마을 축제 공연 및 외부 봉사활동 등을 통해 고독감 해소 및 친화력을 증진하였으며, 다양한 친구와의 만남을 통해 만남의 장을 제공하고 야외 활동을 통한 긍정적인 에너지를 형성하였다.

그림 2-15 마을 훈장 임명장

제 2019-1호

임 명 장

홍업마을 김옥성

위 사람은 연세대학교 건강도시연구센터와 링크
플러스 사업단에서 실시한 '홍업면 커뮤니티케
어 사회적 처방 프로그램'을 통해 우리 마을을
힘써 알아가고, 사랑하며, 더불어 살아가는 것에
대해 배웠습니다.

이제 「마을훈장님」으로 누구보다 먼저 마을공동
체를 돌보고, 마을 문화를 지키며, 마을을 위해
아낌없는 봉사의 삶을 살아가도록 임명합니다.

2019.11.29.

연세대학교 건강도시연구센터장 남은우

그림 2-16 커뮤니티케어 사회적 처방 비대면 수료식 및 음악회

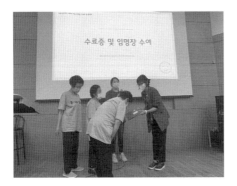
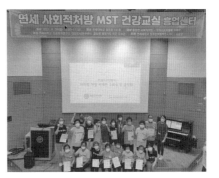

그림 2-17 마을 환경 정화 및 아동 기관 공연 활동

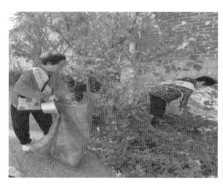 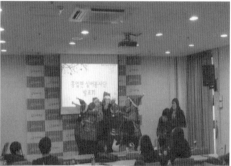

그림 2-18 핸드메이드 인형 제작 활동

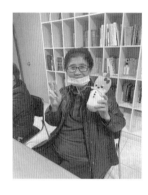 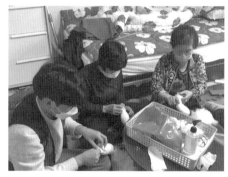

(2) 지역주민 응원 음악회

행복작은 도서관은 흥업면의 노인을 대상으로 어린이집, 지역 음악 동아리, 지역상가, 지역주민, LH 아파트 직원, 지역교체 참여 음악회를 실시하였다. 코로나 안전거리 유지 및 발열 준수 후 실시하였다.

그림 2-19 코로나 응원 힐링 음악회 공연

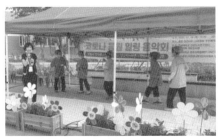
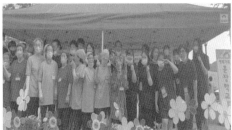

(3) 1 · 3세대 간 공감 활동

흥업면에 거주하는 노인분들과 학생들이 함께 우리 마을을 알고 이해하며 함께 잘 살아가기를 모색하였다. 젊은 세대와 노인세대의 활발한 소통을 기회로 성공적인 노화를 지지하였으며, 대학생 청년들과 직접 마주하고 대화하면서, 진정한 1 · 3세대 간 감정의 교류를 만들고자 하였다. 지역대학교(연세대학교 미래캠퍼스, 한라대학교, 강릉원주대학교), 관공서(흥업면 행정복지센터), 지역사회(행복가득 작은도서관)와의 연계를 통한 '커뮤니티케어' 실현을 목표로 하였다. 또한 고령화 시대에 학생들이 더불어 살아가는 법을 깨닫고 미래 지역사회를 위해서 할 수 있는 일에 대해 아이디어를 공유함으로써 학생 개인의 역량을 강화하고자 하였다. 각 대학교의 지역사회 활동 참여를 알리고 지역사회를 위한 연구 및 사업환경을 조성하는 효과가 있었다.

그림 2-20 비대면 뮤직스토리텔링 프로그램 실시

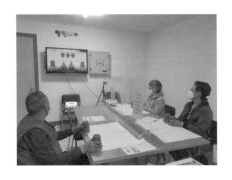
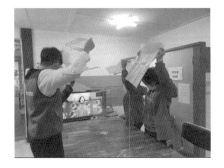

(4) 텃밭 활동

작은도서관은 농촌 지역인 흥업마을의 특색을 살려서 원주 농업기술센터 내 텃밭을 이용하여 어르신들이 직접 작물을 키우고 이를 수확하는 활동을 진행하였다. '텃밭 가꾸기' 활동을 진행하며 친구를 배려하는 마음과 협동심을 기르고, 햇볕 쬐기를 통해 면역력 강화 및 신체기능 향상뿐만 아니라 우울감 저하와 예방 효과를 유도하였다. 수확한 작물을 이용하여 로컬푸드(예: 샌드위치)를 만들고 나눔으로써, 이를 통해 어르신들은 자신도 지역사회를 위해 무언가를 해줄 수 있다는 뿌듯함과 나눔의 기쁨을 느낄 수 있었다. 나아가 행복한 흥업마을을 만들기 위해 어르신들이 자발적으로 참여할 수 있게 도움을 주고자 하였다.

그림 2-21 텃밭 가꾸기 활동

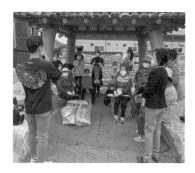
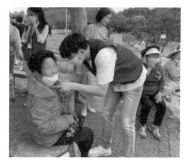

(5) 지역사회 동료 돌봄 활동

지속적으로 지역사회에 나와 스스로 활동에 참여함으로써 지역사회 내 연대감을 도모하고 형성된 사회적 관계망을 강화하고자 하였다. 흥업마을 훈장 어르신들과 학생 봉사자들이 흥업면 '행복가득 작은도서관' 혹은 '흥업면 다목적센터'에서 연세대학교 '커뮤니티케어' 시범사업 자조모임의 일환으로서 '행복이' 감성인형[2]과 천연

---

2   행복이 인형: 강원도 원주시 어르신들의 우울감과 고독감 완화를 목적으로 만든 인형. 연세대학교 건강도시연구센터에서 제공한 사회적 처방 교육 수료 후, 자조의지를 가진 어르신들이 모여 만들었다.

비누를 제작하였다. 매주 1회씩 진행하였으며, 완성된 인형과 천연비누는 자율판매대를 통해 판매되었으며, 판매된 수익은 전액 흥업면 독거어르신들을 위해 기부되었다. 취미활동을 통한 어르신들의 삶의 행복감과 수익 창출을 통한 어르신들의 자조력 및 만족감을 향상시키고자 하였다.

그림 2-22 **커뮤니티케어 시범사업 자조모임의 일환인 '행뽁이' 인형 만들기**

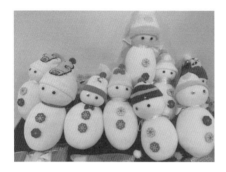
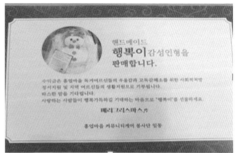

　　　지역사회동료돌봄은 서로를 잘 아는 노인들끼리 상부상조하는 것으로 일상생활이 가능한 어르신이 생활이 불편한 어르신을 돌보거나 말 상대가 되어주는 프로그램이다. 마을 훈장님들의 주도하에, 상호 간의 사회적 지지를 제공하며 사회적 관계망 형성에 도움을 주고 있다. 지역사회동료돌봄으로는 ① 코로나19 예방 마스크 및 비누 만들기, ② 감성 양말 인형 만들기, ③ 지역사회를 위한 힐링 노래 제작 및 배우기 등이 있다.

그림 2-23 **지역사회 동료 돌봄 활동**

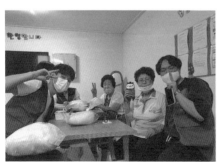
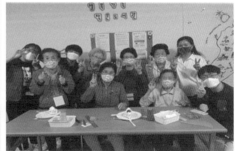

흥UP! 마을 실버스토리북 제작: 실버스토리북은 흥업마을 어르신들의 따뜻하고 아름다운 인생을 담은 책을 만드는 활동으로, 어르신들이 직접 내용을 집필하고 학생 봉사자들과 함께 삽화를 그리는 활동을 하였다.

그림 2-24 흥UP! 마을 실버스토리북 표지 및 내용

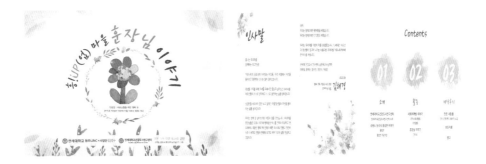

그림 2-25 흥UP! 마을 실버스토리북 제작 활동

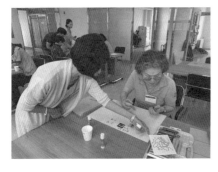
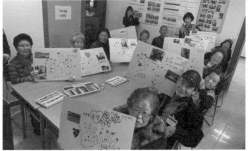

그림 2-26 연세대 미래캠퍼스 건강도시연구센터 실버스토리북 출간 기념회
(2020. 09. 22.)

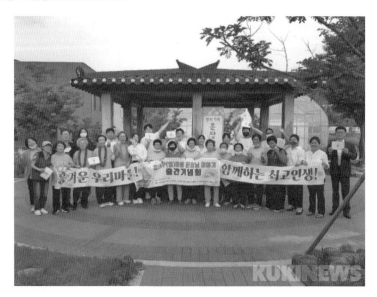

연세대 미래캠퍼스 건강도시연구센터, 실버스토리북 출간 기념회

쿠키뉴스

쿠키뉴스 > 전국강원

연세대 미래캠퍼스 건강도시연구센터, 실버스토리북 출간 기념회

박하림 / 기사승인 : 2020-09-22 20:45:43

[원주=쿠키뉴스] 박하림 기자 =연세대학교 미래캠퍼스 의료복지연구소 건강도시연구센터(센터장 남은우 교수)는 최근 원주시 농업기술센터에서 실버스토리북 '흥!UP(업) 마을 훈장님 이야기' 출간기념회를 개최했다고 22일 밝혔다.

기념회에는 연세대 미래캠퍼스 건강도시연구센터 남은우 센터장 및 연구원, 흥업면사무소 면장, 지역사회 어르신 등 30여명이 참석했다.

연세대 미래캠퍼스 건강도시연구센터는 지난 5월부터 흥업면 행복가득 작은도서관(지역사회 커뮤니티케어 거점)과 함께 매주 목요일 10회에 걸쳐 커뮤니티케어 사회적 처방 시범사업을 실시했다.

이에 대한 일환으로 '실버스토리북 그림책 만들기' 프로그램을 마련하고 지역사회 어르신들의 따뜻하고 아름다운 인생을 담았다.

실버스토리북은 흥업마을에 거주하고 있는 어르신들의 삶의 이야기가 녹여져 있는 책으로, 누구나 쉽게 접하고 공감할 수 있도록 제작됐다. 어르신들이 직접 그린 삽화를 곁들여 읽는 이로 하여금 잔잔한 감동을 안겨준다.

실버스토리북 제작에 참여한 김옥성(흥업마을 훈장님 대표) 어르신은 "우리 마을 이야기가 책으로 나와서 너무 기쁘다"면

www.kukinews.com/newsPrint/kuk202009220436

1/2

3   학생 봉사자 활동 지원 사례

1) 봉사활동 기회 제공

작은도서관은 1 · 3세대 교류기회를 제공하는 봉사활동 프로그램을 실시하였다. 원주시 흥업면 소재의 지역학교 대학생 봉사단뿐만 아니라 지역사회 노인들이 함께 봉사활동을 실시하여 지역 사회가 더불어 살아가는 공동체임을 알리고 커뮤니티케어의 목표를 실현한다. 연세대학교의 지역사회 활동 참여에 대해 알리고 지역사회를 위한 연구 및 사업을 조성한다. 고령화 시대에 학생들이 더불어 살아가는 법을 깨닫고 지역사회를 위해서 할 수 있는 일에 대해 아이디어를 도모함으로써 개인의 역량을 강화시킨다.

그림 2-27   흥업 커뮤니티케어 5차 학생봉사단 활동

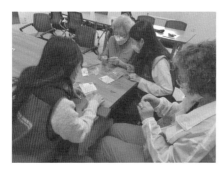 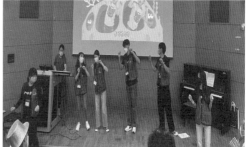

2) 봉사자 역량 강화교육

봉사자들에게 지역사회 현안에 관심을 갖고 직접 참여할 수 있는 기회를 제공한다. 추후 커뮤니티케어 활동에 필요한 인력 양성을 위한 교육을 실시하였다. 노인 대상자가 스스로 지역사회활동(봉사활동, 사회적 처방 프로그램 보조, 노인 정서지원)에 참여 가능하도록 학생 봉사자들에게 지역사회 연대감을 도모하고 최종적으로는 봉사

자들이 지역사회를 돌보는 리더로서 성장할 수 있도록 하였다.

그림 2-28 **흥업 커뮤니티케어 봉사단 역량 강화교육**

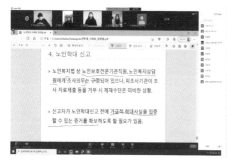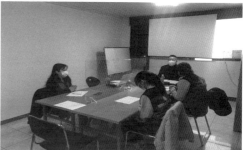

해당 대학생 자원봉사 프로그램에 참여한 대학생들의 소감은 아래와 같다.

연세대학교 보건행정학과 3학년 손OO

안녕하세요 연세대학교 보건행정학과 3학년 손OO입니다. 커뮤니티 케어 학생봉사자로 참여했고, 어르신들과 접하면서 많은 것을 알 수 있었습니다. 프로그램에 활발히 참여해주시는 어르신들을 보며 저도 에너지를 받을 수 있었습니다. 이후 커뮤니티케어 사회적 처방 프로그램이 더 확장되어 보다 많은 어르신들이 사회와 단절되지 않고 함께 어울려 살 수 있는 사회가 되면 좋겠습니다.

연세대학교 보건행정학과 3학년 박OO

안녕하세요 저는 학생 봉사자로 활동한 박OO입니다. 활동 전에는 어르신분들에게 다가가기 어려웠던 것이 사실입니다. 소위 말하는 편견을 가지고 있던 것 같습니다. 하지만 어르신분들과 함께 여러 활동을 하면서 저의 잘못된 생각도 고치고, 제 주변에 계신 어르신분들과 더 어울릴 수 있게 되었습니다. 또한 이 활동이 어르신들의 우울감 극복을 목표로 하고 있다는 점에서 제가 작은 도움이나마 될 수 있었다는 것이 보람찼습니다. 앞으로도 다양한 프로그램이 개발되어 어르신분들에게 행복한 일만 생기기를 바랍니다.

한라대학교 사회복지학과 3학년 정OO

안녕하세요 커뮤니티케어 봉사에 참여한 정OO입니다!! 어르신과 시간을 보내며 정말 행복했습니다. 특히 어르신들과 함께한 소풍이 가장 기억에 남네요 ^^ 이렇게 행복 가-득한 추억을 만들어주신 행복가득 작은도서관과 어르신들께 감사합니다! 그리고 자원봉사 역량강화 교육으로 많은 것들을 알게 되었어요!! 어르신 모-두가 행복하시길 바라며 마치겠습니다!!

강릉원주대학교 사회복지학과 1학년 이○○

안녕하세요 강릉원주대학교에 재학 중인 학생봉사자 이○○입니다. 어르신들과 많은 추억을 쌓고 시간을 보내면서 좋은 에너지를 얻게 되었고, 좋은 공부도 되었습니다. 커뮤니티케어를 통해서 적극적이고 흥미로워하시는 어르신들의 모습이 보기 좋았습니다. 이처럼 앞으로 커뮤니티케어 사회적 처방 프로그램이 더욱 활성화되어 우울감이나 고독감으로 외로워하시는 어르신들이 줄어들었으면 좋겠습니다.

한라대학교 사회복지학과 3학년 최○○

안녕하세요 한라대학교 사회복지학과 3학년에 재학 중인 최○○입니다. 학생봉사자로서 어르신들과 함께 다양한 프로그램을 진행하며 봉사를 하다 보니 많은 것들을 느끼고, 또 어르신들에게도 많은 것을 배울 수 있었던 보람찬 시간이었습니다. 앞으로도 커뮤니티케어 사회적 처방 프로그램이 지속적으로 진행되어 홀로 외롭게 노년을 보내시는 많은 어르신들이 사회로 나와 우울감을 극복하고 성공적 노화를 경험할 수 있길 바랍니다.

한라대학교 사회복지학과 1학년 문○○

안녕하세요 한라대 사회복지학과 1학년으로 재학 중인 문○○입니다. 도움을 드리는 봉사자의 입장으로 봉사에 참여하게 되었는데요, 오히려 제가 어르신들에게 긍정적인 에너지를 받고 많은 것들을 배워가게 되었습니다. 이번 봉사를 통해 느낀 것들을 생각하며 더 많은 사람들에게 도움을 주는 사람이 되고 싶습니다.

4 지역사회 네트워크 연계 및 향후 개선 방향

1) 지역사회 네트워크로서 작은도서관의 향후 활동 방향

(1) 사회적 처방 프로그램 기대효과

사회적 처방 프로그램을 통한 지역사회의 기대효과는 아래와 같다.

첫째, 코로나19 블루를 포함하여 지속적으로 악화된 사회적 고독감을 완화하고 사회적 자본을 증대시켜 궁극적으로 성공적 노화에 기여한다.

둘째, 농촌지역 고령자들의 사회적 네트워크를 구축하고 세대 간 교류문화를 조성한다.

셋째, 건강도시 원주의 새로운 정신건강 증진 사업으로 확대 및 발전시킨다.

(2) 문제점 및 해결방안

	문제점	해결방안
1	농번기에 프로그램 참여 어려움	프로그램 시간을 유연하게 조정
2	지속적인 프로그램 수행 공간 확보 어려움	행정복지센터와 경로당 협력 요청 LH 천년나무 아파트와의 MOU 체결
3	지속적인 인력 확보 어려움	주변 3개 대학교에 홍보하여 학생 봉사자 적극 확보

(3) 지속 및 확인 가능성

흥업면 행복가득 작은도서관이 수행 중인 사회적처방 프로그램은 건강도시 원주 2025 사업 과제 중 하나로 선정되어, 노년기 정신건강 증진 프로그램으로써의 지속가능성을 확보하였다. 흥업면 고령자를 대상으로 실시한 본 프로그램을 문막읍과 원주시 농촌지역으로 확산시킬 예정이며, 노인인구의 건강증진과 더불어 농촌지역 사회의 발전도 고려한 전략을 고안할 예정이다.

Chapter 03

코로나19와 정신건강 증진

신동은　　　　　　연세대학교 원주의과대학
국제보건의료개발연구소 연구교수

1 정신건강 증진의 필요성

사람들의 행복과 만족감은 지극히 주관적이어서 안정적이고 편안한 환경에서도 불행할 수 있으며, 어렵고 힘든 상황에서도 행복을 느낄 수 있다. 또한, 사람의 마음가짐은 현재의 정신건강 수준을 결정짓는 중요한 요인이 된다. 정신건강은 통합적인 건강의 한 부분이기에 완전히 안녕한 상태를 달성하기 위해서는 신체적 건강 못지않게 건강한 정신적 상태를 유지하기 위해 노력해야 한다.

WHO는 정신건강을 '한 개인이 자신의 능력을 실현하고 일상적인 삶의 스트레스에 대처하고 생산적으로 일할 수 있으며, 그가 속한 지역사회에 기여할 수 있는 안녕 상태'라고 정의하고 있으며, 미국 정신위생위원회는 정신건강을 '단지 정신적 질병에 걸려 있지 않은 상태뿐만이 아니라 만족스러운 인간관계와 그것을 유지해나갈 수 있는 능력으로 모든 종류의 개인적 사회적 적응을 포함하며, 어떠한 환경에도 대처해나갈 수 있는 건전하고, 균형 있고, 통일된 성격의 발달'이라고 하였다. 이러한 정의를 바탕으로 정신건강을 이해하면 정신건강이란 개인의 안녕 상태일 뿐만 아니라 환경과 사회의 적응 및 관계의 지속, 지역사회의 생산적 활동의 기초가 된다고 할 수 있다. 이러한 개인의 안녕과 지역사회 생산활동의 기초가 되는 정신건강은 불과 몇 년 전까지만 해도 그 중요성이 낮게 인식되어왔으나, 우리나라의 우울증 유병률, 자살률, 스트레스 인지율은 꾸준히 높아져서 OECD 국가 중 자살률 1위라는 불명예를 안았으며, 행복지수는 37개국 중 35위로 최하위를 차지하고 있어 매년 개선되지 않음에 따라 점차 국가 차원에서 중요성과 필요성이 대두되고 있다.

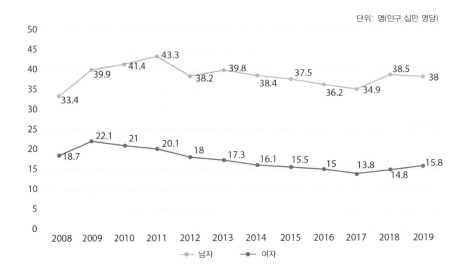

그림 3-1 성별에 따른 자살률

단위: 명(인구 십만 명당)

남자: 33.4 (2008), 39.9 (2009), 41.4 (2010), 43.3 (2011), 38.2 (2012), 39.8 (2013), 38.4 (2014), 37.5 (2015), 36.2 (2016), 34.9 (2017), 38.5 (2018), 38 (2019)

여자: 18.7 (2008), 22.1 (2009), 21 (2010), 20.1 (2011), 18 (2012), 17.3 (2013), 16.1 (2014), 15.5 (2015), 15 (2016), 13.8 (2017), 14.8 (2018), 15.8 (2019)

● 남자 ● 여자

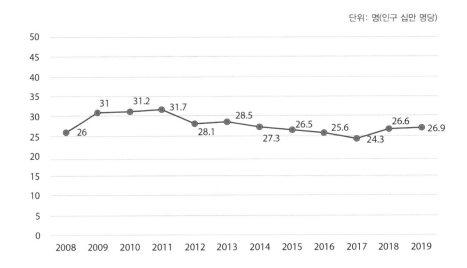

그림 3-2 전체 자살률

단위: 명(인구 십만 명당)

26 (2008), 31 (2009), 31.2 (2010), 31.7 (2011), 28.1 (2012), 28.5 (2013), 27.3 (2014), 26.5 (2015), 25.6 (2016), 24.3 (2017), 26.6 (2018), 26.9 (2019)

　　우리나라는 최근까지도 정신건강의 문제를 개인의 문제로 여기거나, 건강상의 문제가 발생한다고 하더라도 정신과 상담을 하거나 진료를 받는 것에 대해 기피하는 태도들이 많았다. 이러한 주요 이유로는 정신질환자들에 대한 사회적 낙인과 부정적

인식으로, 대부분의 사람들은 본인이 정신질환자라는 낙인이 찍힐까 봐 두려워하거나 사람들이 부정적으로 본인을 인식할까 두려워 의식적으로 정신건강에 대해 깊이 생각하지 않거나 애써 무시하는 일들이 흔하게 발생하였다. 하지만 스트레스가 많은 현대 사회에서 우울증 유병율과 자살률은 꾸준히 증가했고, 정부는 이 문제에 대응하기 위해 2016년 '행복한 삶, 건강한 사회를 위한 정신건강 종합대책'을 발표하였다. 또한, '정신건강증진 및 정신질환자 복지서비스 지원에 관한 법률(이하 정신건강복지법)'을 통과시켜 다양한 사업을 추진하고 있다. 몇 년 사이에 우리나라 각 지역에는 정신건강증진센터 및 중독치료센터, 자살예방센터가 설치되었으며, 자살 방지를 위한 응급콜센터도 설치되어 운영되고 있다. 이와 함께 인구의 고령화로 치매 유병률이 높아짐에 따라 치매 환자와 가족의 지원과 관리를 위한 치매안심센터가 설치되어 운영 중에 있다.

정부의 이러한 노력으로 사람들의 정신질환에 대한 인식이 조금씩 달라지고 있으며, 정신과나 심리상담센터의 이용에 대한 두려움이 낮아지고 있으나 아직까지 대다수의 정신건강 지원을 위한 인프라는 수도권에 집중되어 있으며, 관련 기관과의 연계가 미흡하여 시민들의 다양한 요구만큼 충분한 지원을 하지 못하고 있다.

2 코로나19와 정신건강

2016년 발표한 정부의 정신건강 종합대책을 시작으로 다양한 정신건강증진 사업이 시행됨에 따라 2015년까지 꾸준히 증가하던 자살률은 2017년부터 다소 주춤하는 모습을 보였다. 하지만 우울증의 경우 2010년 46만 명이었던 우울증 진단인구는 2019년 72.8만 명으로 1.5배 이상 증가하여 적절한 대책을 다시 수립해야 할 필요성을 절감하고 있다.

이러한 상황에서 2020년부터 시작된 전 세계적으로 유행한 코로나19 감염병은 사람들의 감염에 대한 공포와 불안감을 극도로 높였으며, 이동 제한과 봉쇄 조치는 사람들의 정신건강에 부정적 영향을 미치고 있다. 코로나19가 장기화되면서 코로나19와 우울감이 합쳐진 신조어인 '코로나 블루' 혹은 '코로나 우울'이 등장하였는데, 이는 코로나19로 인한 자가격리나 사회적 거리두기로 출근이나 등교 등의 제약, 여행이나 모임 금지 등 일상생활에 큰 변화를 겪으면서 생긴 우울감이나 무력증을 뜻한다. 이미 잘 알려진 대로 사람들은 목숨을 잃을 뻔한 재해를 겪거나 치사율이 높은 질환을 경험하게 되면 외상 후 스트레스장애(Post Traumatic Stress Disorder, PTSD) 증상을 경험하게 된다. 여러 연구에서 SARS 감염자 중 30~40%는 완치 후 우울, 불안, 스트레스 등의 외상 후 스트레스장애를 경험했고 이러한 후유증은 1년 이상 지속되었다고 한다. 또한, 감염병의 유행은 감염자뿐만 아니라 일반인들에게도 불안과 우울, 공포감, 무력감 등의 부정적 감정을 유발하게 된다. 특히 코로나19처럼 치료제나 예방약이 없는 감염병의 유행은 공포감을 더욱 고조시키고, 정부의 강경한 방역 정책은 고립감이나 우울감을 높이는 주요 원인이 될 수 있다. 2020년 2월 1일 국내에서 첫 번째 확진자가 발생한 후 우리나라의 코로나19 확진자 수는 급속도로 증가하여, 모든 학교는 임시 휴교를 실시하고 기업들은 재택근무로 전환하는 등 강도 높은 사회적 거리두기가 시행되었다. 이러한 급격한 환경의 변화는 사람들에게 감염에 대한 불안감을 초래하고 코로나19에 대한 혐오감을 갖게 하여 확진자들에게 사회적 낙인을 찍는 등 여러 부정적인 현상을 초래하였다. 또한, 코로나19가 장기화 되어감에 따라 이러한 심리적 불안감은 더욱 심화되어 고착되었으며, 사람들로 하여금 스스로 활동을 제한하고 경제 활동 및 소비를 위축하게 하여 기본적인 생계에 문제를 일으키고 있다. 이러한 코로나19으로 인한 문제는 초기에 불안과 공포로 시작하지만 장기적으로는 무력감과 우울로 발전하며, 자칫 잘못하면 폭행이나 자살과 같은 극단적인 행동을 유도 할 수도 있다. 한 연구 결과에 따르면 코로나19 발생 9개월이 경과하였을 때 사람들의 우울 수준이 크게 증가한 것으로 나타났으며, 학업이나 취업, 여행 등 자신이 계획한 것을 실행할 수 없다는 것에 큰 스트레스를 받는 것으로 나타났다. 또한, 수입 감소와 고용 불안 등 경제적 어려움, 가짜 뉴스와 부정확한 정보로 인한 혼란이 스트레스를 증가시키는 주요 요인으로 나타나 코로나19 발생 및 장기적 유행이 사람들의 정신건강에 얼마나 부정적 영향을 미치고 있는지 보여주고 있다.

코로나19 장기화로 인한 정신건강 현황

　　7일 '코로나19 장기화로 인한 정신건강과 사회에 미치는 영향'을 주제로 열린 과총·의학한림원·과학기술한림원 공동포럼에서 남윤영 국립정신건강센터 부장은 1918년 가을부터 1919년 1월까지 유행했던 스페인 독감을 예로 들면서 짧게는 10년에서 길게는 40~50년까지 코로나19의 영향이 상당히 오래 지속될 것이라는 주장을 내놨다.

　　그에 따르면 1960년부터 80년까지 미국 인구 센서스 결과를 가지고 분석한 결과 스페인 독감 대유행 동안 태어난 태아를 전향적 추적조사를 통해 분석한 결과 다른 년도 출생한 태아보다 학력도 낮고, 더 높은 신체장애 비율을 가진 것으로 나타났다. 남 부장은 "소득 수준은 물론 사회 경제적 지위도 더 낮았고 이전 지출과 공적자금에 의한 부양 같은 비중은 더 높았다"라며 "결국 독감의 영향이 당대에 끝나지 않고 다음 세대에까지 영향을 미쳤다"라고 설명했다.

　　코로나19도 마찬가지로, 포스트 코로나 신드롬이 나타나고 있다. '롱 코비드(Long Covid)'라는 명칭으로 불리는 이것은 코로나19 바이러스가 신경생물학적으로 직접 정서와 행동 증상에 계속해서 영향을 줌으로써 정신건강에도 영향을 미치게 되는 것을 뜻한다. 특히 독감이나 다른 호흡기 감염, 골절 등의 코호트와 비교했을 때 정신질환이 발생할 가능성이 약 5.8%로 다른 질환에 비해 2배 가까이 높았다. 우울증과 불안장애 같은 경우는 4.7% 정도로 상당히 증가하고 있으며 치매 유병률도 높아지는 것으로 조사됐다.

　　남 부장은 "이런 결과가 코로나가 직접적인 원인인지 아니면 우리가 모르는 다른 사회 경제적, 환경적, 구조적 변화에 의한 영향인지를 현재 우리 수준으로는 알 수 없지만, 분명한 것은 코로나가 우리 실생활에, 그리고 우리 정신건강에 장기적으로 영향을 미친다는 증거는 될 수 있다"라며 "정신건강 서비스 제공자의 파이프라인을 증가시켜 다양한 서비스 공급이 이뤄지도록 하고, 인공지능 등 다양한 기술을 이용한 원격 서비스 인프라를 개발, 활용할 필요가 있다"라고 제안했다.

출처: The Science Times. 2021. 5. 10.

3　코로나19와 노인의 정신건강

　　노화는 생의 주기 중 하나로 시간이 흐름에 따라 누구도 피해갈 수 없는 자연스러운 현상이다. 하지만 급격한 고령화를 겪고 있는 우리나라의 노인들은 흔히 사고(四苦)라고 부르는 어려움에 직면하게 된다. 사고란 노인들이 겪는 4가지 문제로 첫째, 경제적 문제, 둘째, 보건의료의 문제, 셋째, 무료함의 문제, 넷째, 사회에서 무시당하는 문제를 말한다. 나이가 들어감에 따라 지금까지 해왔던 일에서 은퇴를 하게 되며, 그로 인한 갑작스러운 역할 변화와 경제적 어려움을 경험하게 되며, 함께 살았던 가족 구성원의 독립, 배우자와 주변 친한 친구들의 죽음 등으로 인해 외로움과 상실을 경험하게 된다. 이와 함께, 산업화와 도시화로 예전에 비해 사회에서 노인들의 입지는 점점 좁아지고 종종 노인들은 학대나 무시를 경험하게 된다. 또한, 나이가 들어감에 따라 신체 모든 장기와 기관들은 그 기능이 저하되고, 때로는 질병이 발생하기도 한다. 고혈압과 당뇨, 혈관질환 등 만성질환 이환율은 점점 증가하며, 뇌졸중과 심근경색 등 돌이킬 수 없는 장애를 유발하기도 한다. 또한, 근골격계 질환은 노인의 운동능력을 크게 감소시키게 되고 일상생활 수행 능력뿐만 아니라 사회 활동의 주요 장애요인이 되기도 한다. 건망증이나 치매와 같은 인지 장애는 본인뿐만 아니라 가족 구성원에게 큰 부담으로 작용한다. 이러한 노인의 신체, 사회적 변화는 본인과 가족의 부담을 가중시키고, 상실감과 자아상을 손상시켜 심리정서적 부분에도 부정적 영향을 미치게 된다.

우리나라 노인들의 정신건강 문제는 이미 사회 문제로 대두된 상황이다. 나이가 들어감에 따라 사회적 역할과 활동이 축소되고, 기존에 유지되었던 인간관계가 작아지면서 본인의 의지와는 별개로 노인은 일종의 고립을 경험하게 된다. 고립 상황은 고령의 노인들에게서 더 심화되는데, 자녀들의 독립, 배우자와 친한 친구들의 죽음, 근골격계 질환이나 만성질환, 심뇌혈관 질환으로 인한 합병증 발생으로 거동에 장애가 생기기 때문이다. 이러한 노인의 고립은 정서적 문제를 초래하는 원인이 되어 고독감과 우울감을 높이고, 치매의 발생 위험을 높이게 되며, 나아가 노인이 자살을 시도하게 하는 직접적 원인이 된다. 우리나라 노인실태 조사 결과에 따르면, 2011년부터 2017년까지 우리나라 노인들의 우울 증상은 상승하다 다소 감소하는 모습을 보였으나 고령 노인의 우울증상은 여전히 높은 실정이다. 노인의 자살 시도율의 경우는 우울과는 다르게 2014년부터 2017년까지 지속적으로 상승하는 것으로 나타났다. 이는 노인들 중 우울을 겪고 있는 노인의 비율이 감소하고 있지만, 우울감의 겪는 경우 자살까지 이어지는 사례가 늘어난다고 볼 수 있으며, 이러한 현상은 고령의 노인일수록 급속한 증가를 보여 고령 노인들의 정신건강 문제를 위한 활동이 시급함을 알려주고 있다.

그림 3-3 노인의 우울감(연령별)

(단위: %)

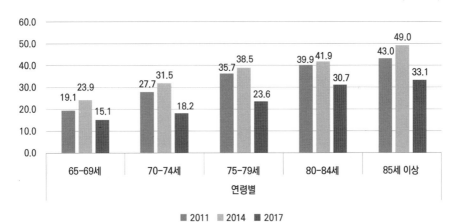

그림 3-4 노인의 자살시도율(연령별)

(단위: %)

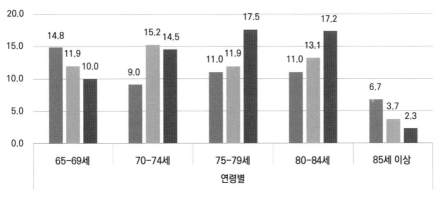

　　이와 더불어 갑작스러운 코로나19 발생 및 지속적 유행은 노인들의 고립과 우울증상을 더욱 심화시키는 요인이 되고 있다. 2020년 3월 WHO는 전 세계에 코로나19 대유행을 선언하였다. 중국에서 시작된 코로나19는 우리나라의 경우 WHO의 대유행 선언 전인 2020년 1월 처음 확진자가 발생하였고, 2월 일부 지역에서 무더

기 확진자가 발생하면서 정부는 강도 높은 방역정책과 사회적 거리두기를 시행하게 되었다. 이러한 방역 정책은 시기에 따라 약간의 강도의 차이는 있었지만 전 세계 변이 바이러스의 출현과 국내 유입으로 예방접종이 시행되고 있는 지금까지도 강도 높게 유지되고 있는 실정이다.

코로나19가 2년 가까이 장기화되면서 우리의 일상은 이전과는 다른 모습으로 변화되었다. 대면으로 실시하였던 학교 수업을 비롯한 여러 중요 회의와 국제적 행사 등의 회의와 모임은 대부분 비대면으로 실시되고 있으며, 공공 기관과 많은 기업들은 재택근무로 전환하여 업무를 시행하고 있다. 또한, 사람들이 많이 모이는 체육 시설과 박물관, 영화관, 공연장과 같은 공공시설 등은 운영이 중단되거나 잠정 폐쇄된 상태이며, 공연이나 체육 경기와 시합, 콘서트 등은 취소되거나 소수의 인원만이 관람할 수 있도록 제한되고 있다. 노인들에게 다양한 활동을 제공하던 치매안심센터, 사회복지관, 노인 대학, 경로당, 노인 체육시설 등 기관들의 운영도 이러한 방역조치에 의해 활동이 중단되거나 축소, 비대면 운영으로 전환, 1:1 지원사업으로 변화되고 있다. 또한, 기존에 시행되었던 노인 대상 일자리 사업들도 코로나19의 영향으로 취소되는 일이 빈번하게 발생하고 있어 노인들의 사회적 활동 참여의 제한과 함께 경제적 어려움까지 겪게 되는 상황이다. 이러한 사회적 변화는 노인들에게 감염에 대한 불안과 두려움을 고조시킬 뿐만 아니라, 생계의 위협과 혼자 있는 시간을 늘려 외로움과 고립감을 증가시키게 되고, 우울증을 유발하는 주요 요인으로 작용하고 있다. 경기연구원에서 실시한 2020년 코로나 우울에 관한 조사 결과에 따르면 60세 이상 노인들은 여러 우울증의 증상 중에 '흥미와 즐거움이 없음'을 가장 많이 호소하여 무료함과 무기력감, 외로움에 대한 어려움을 가장 많이 호소하는 것으로 나타났다.

그림 3-5 연령별 코로나 우울 증상 빈도

항목	19~29세		30~39세		40~49세		50~59세		60~70세	
	평균	표준편차	평균	표준편차	평균	표준편차	평균	표준편차	평균	표준편차
우울 합	**4.61**	**4.77**	**5.85**	**5.55**	**5.38**	**5.46**	**4.73**	**4.94**	**4.93**	**5.55**
흥미와 즐거움 없음	0.74	0.87	0.94	0.95	0.93	0.86	0.86	0.90	0.96	1.00
희망이 없다고 느낌	0.59	0.79	0.86	0.87	0.74	0.81	0.73	0.82	0.81	0.88
수면 문제	0.74	0.96	0.82	1.01	0.79	0.97	0.66	0.90	0.72	0.92
피로	0.89	0.92	1.10	1.01	0.97	0.90	0.79	0.85	0.72	0.85
식욕 없음	0.61	0.84	0.82	0.96	0.69	0.93	0.55	0.83	0.55	0.83
실패자라고느낌	0.38	0.72	0.41	0.77	0.40	0.73	0.42	0.76	0.34	0.68
일상생활 집중에 어려움	0.34	0.66	0.46	0.75	0.45	0.73	0.44	0.70	0.42	0.75
말과 행동이 느려짐	0.17	0.48	0.27	0.62	0.26	0.59	0.20	0.50	0.28	0.68
자살사고	0.15	0.51	0.16	0.48	0.14	0.44	0.09	0.35	0.11	0.41

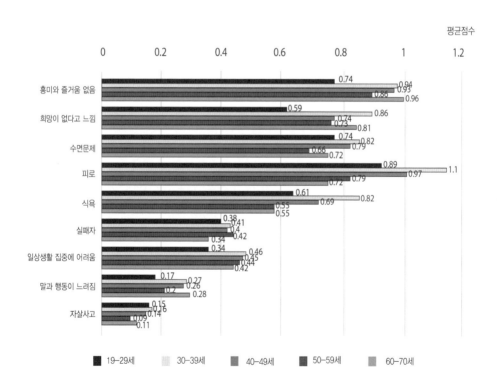

또한, 모든 지역에서 우울감이 상승하였는데, 특히, 강원도와 대구, 인천 지역 주민들의 우울감이 가장 높았다. 이 수치는 코로나19 발생 전인 2018년과 비교하였을 때 매우 크게 상승한 것으로 나타나 코로나19으로 인한 우울은 모든 사람이 겪는 문제로 특히, 고령 인구가 많은 강원도의 경우 이러한 문제가 더욱 심각하다고 볼 수 있다.

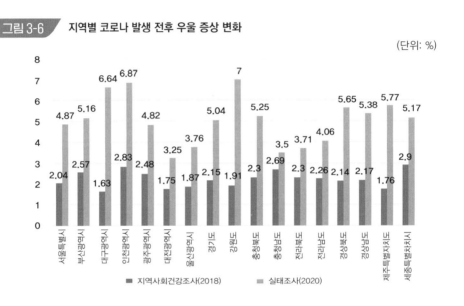

그림 3-6   지역별 코로나 발생 전후 우울 증상 변화

(단위: %)

다른 연구 결과에서는 지속적인 사회적 거리두기로 우리나라 국민 3명 중 1명이 사회적 고립감과 불안, 우울을 호소한다고 하였으며, 이는 연령이 높아질수록 심화되는 것으로 나타나 노인 및 자살 고위험군에 대한 자살 예방 전략 및 회복 탄력성에 대한 심리 백신 방역이 절실하다고 설명하고 있다.

모든 세대가 코로나로 인한 우울감을 호소하고 있으나 젊은 세대는 제한적이지만 출퇴근을 하고, 소규모의 모임을 갖거나 인터넷이나 SNS를 이용해 사회적 접촉과 교류를 시행하며 사회적 네트워킹을 유지하고 있다. 하지만 노인들의 경우 젊은 세대에 비해 디지털 리터러시(Digital Literacy) 역량이 매우 낮고, 코로나19 발생 이전에도 대부분 좁고 제한된 인간관계를 유지하고 있었기 때문에 코로나19 발생 이후 사회적 고립이 빠르게 발생하고 있다. 이는 심리적으로 우울 증상을 더욱 심화시키고 신체 건강 및 생활의 복합적인 측면과 작용하여 자살과 같은 심각한 문제로 발전할 가능성이 높다. 이러한 노인의 정신심리적 문제의 더욱 심각한 측면은 정부와 관련 전문가들이 이러한 상황을 어느 정도 인식하고 있다 하더라도 감염병 예방을 우선순위로 고려해야 하므로 노인의 심리 정서적 문제를 해결할 수 있는 효과적인 방법을 쉽게 내놓지 못하는 상황이라는 것이다. 이처럼 코로나19으로 인한 노인의 우울은 지속적으로 심화되고 있는 상황이지만 여러 가지 방역의 문제와 노화로 생겨나는 복합적인 문제로 인해 적절하게 대처하는 데는 한계가 있다. 이와 함께, 노인의 정신건강 문제에 대한 다양한 우려와 걱정은 있지만 코로나19 발생 이후 노인의 정신건강에 대한 부분을 정확하게 조사한 결과는 현재까지 없어 이러한 우려와 걱정을 뒷받침해주는 근거는 부족한 실정이다. 이에 따라, 이번 장에서는 코로나19 발생 이후 원주시민의 건강 실태를 조사한 원주시 지역주민 설문조사 자료와 코로나19 발생 전 노인 실태조사 결과를 비교하여 앞서 설명한 내용을 확인하고자 한다.

1) 코로나19 발생 이후 원주시 노인 정신건강 변화

강원도 원주시는 도농 복합지역으로 수도권보다 코로나19 발생 건수가 적어 상대적으로 사회적 거리두기 단계가 완화되어 시행되고 있는 상태이다. 하지만 경로당을 포함한 노인복지시설, 종교시설 등의 폐쇄 및 모임 금지 등의 제한 조치는 코로나19 발생 이후 지속적으로 시행되고 있다.

노인의 정신건강 실태를 확인하고자 코로나 발생 이후 1년이 지난 시점인 2021년 5월 원주시에 거주하고 있는 노인 188명을 대상으로 설문 조사를 실시하였으며, 응답자 총 188명 중 남자는 101명, 여자는 87명이었으며, 평균 연령은 73.83세였다.

그림 3-7 **성별에 따른 노인의 우울 증상**

(단위: %)

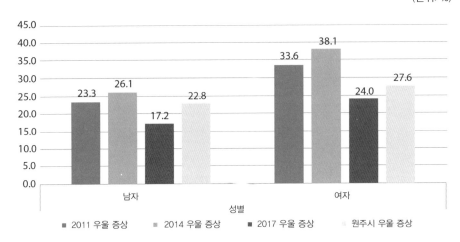

그림 3-8 **도시 농촌 간 노인의 우울 증상**

(단위: %)

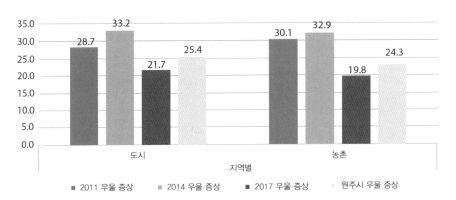

연령별로 살펴보면 85세 이상의 초고령자들에 비해 상대적으로 젊은 65세에서 74세까지의 노인들의 우울감 상승이 더욱 두드러졌는데, 이는 코로나19 방역조치로 인한 사회적 고립을 더욱 크게 느끼기에 정신건강 측면에서 부정적 영향을 더욱 크게 받은 것으로 생각된다. 또한, 거주형태에서는 독거노인의 우울감 증가폭이 가장 높았다. 독거노인의 고립은 이미 알고 있는 사실이다. 우리는 얼마 전부터 뉴스를 통해 노인의 고독사 소식을 자주 듣게 되었으며, 이러한 현상은 이미 심각한 사회적 문제로 자리 잡았다. 독거노인들이 겪는 여러 가지 문제에 대해 우리는 이미 어느 정도 이해하고 있으며, 독거노인들은 신체적으로 거동이 힘들기 때문에 정기적인 지원이 필요하며, 정신건강 측면에서도 말벗 지원, 지속적인 방문을 통한 상담 등이 필요함을 알고 있다. 하지만 코로나19 발생으로 이러한 지원 활동에 제한이 생기게 되면서 노인의 정신건강에 매우 부정적 영향을 미친 것으로 볼 수 있다.

그림 3-9 **연령별 노인의 우울 증상**

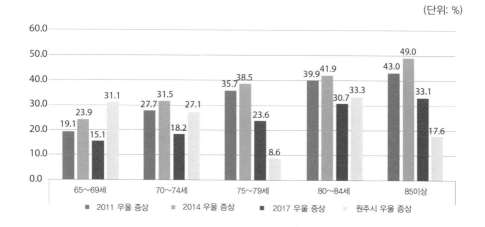

(단위: %)

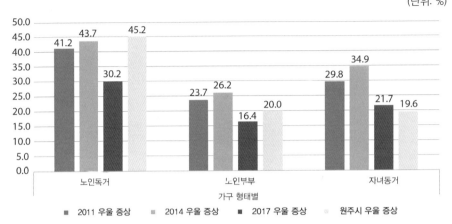

그림 3-10 가구 형태별 노인의 우울 증상

(단위: %)

범례: ■ 2011 우울 증상　■ 2014 우울 증상　■ 2017 우울 증상　□ 원주시 우울 증상

데이터:
- 노인독거: 41.2, 43.7, 30.2, 45.2
- 노인부부: 23.7, 26.2, 16.4, 20.0
- 자녀동거: 29.8, 34.9, 21.7, 19.6

가구 형태별

　　이상 강원도 원주시 노인들의 정신건강 상태를 확인한 결과, 실제로 코로나19 발생 이후 노인들의 정신건강이 나빠졌음을 확인할 수 있다. 이러한 결과는 지역적 특성에 따라 약간의 차이가 있을 수 있지만, 노인들이 처한 상황을 고려하였을 때, 대다수의 노인들이 코로나19 발생 후 우울감이 증가한 것으로 예측해 볼 수 있겠다. 현재까지도 코로나19 유행은 지속되고 있으며, 방역 수준은 강도 높게 유지되고 있다. 이러한 상황에서 우선순위에 있어 감염관리를 위해 노인의 정신건강 문제를 뒤로 미룬다면, 향후 이러한 문제 해결을 더 많은 노력과 시간이 필요할 것이다. 정부와 우리 모두는 노인들이 처한 상황을 이해하고 문제를 해결하기 위한 실제적 적용 방안 모색에 힘써야 할 것이다.

4 코로나19 이후 노인의 정신건강을 위한 활동

1) 서울시 '마음 방역'

　　서울시는 코로나로 인한 복지관, 경로당 등 노인이용시설의 휴관으로 무료함을 느끼고 우울해진 취약계층 노인들을 대상으로 관련 기관과 협력하여 생활지원과 상황별 특성에 맞는 마음 방역을 실시하고 있다. 마음 방역 활동에는 3,023명의 인력을 투입하여 취약계층 노인의 필요를 확인하고 상황에 맞는 서비스 제공 계획을 수립하여 맞춤형 노인복지활동을 수행하고 있다. 주요 활동으로는 주거환경 정비, 지역사회 자원 연계를 통한 일상생활 지원으로 생활지원사 방문, 도시락 배달, 식료품 키트 지원, 독거노인 생일 축하 진행, 유튜브 사용 교육, 반려식물 보급, 새싹보리 키우기 꾸러미 제공 등이다. 이러한 활동을 통해 노인들의 코로나로 인한 우울감이 감소하였으며, 새로운 삶의 활력을 찾았다.

〈사례 1〉

극심한 빈혈증세로 입원 후 후속 조치 과정에서 구청과 복지관을 통해 긴급돌봄 대상자로 발굴되었던 A씨를 전담 사회복지사가 처음 방문했을 당시 말씀하실 기력조차 없으시고 심한 불안증세로 대화 한 마디조차 불가능한 상황이었다. 이에 수행기관에서는 어르신 상황에 맞는 서비스 제공계획 수립 후, 그에 따라 가정 내 주거환경정비, 지역사회 자원 연계를 통한 일상생활을 지원했다. 더불어 건강 상황을 걱정한 생활지원사들이 흑임자 가루와 선식 가루를 손수 준비하는 등 헌신적이고 꾸준한 맞춤형 서비스를 제공하였고, 죽 한 그릇을 다 드실 정도로 식욕이 높아졌고 대화도 가능할 정도로 건강이 호전되었다. "다시 살고 싶다"라며 삶의 의지를 찾은 어르신은 수행 인력과 기관에 진심으로 감사하다며 눈물을 글썽이셨다.

〈사례 2〉

B씨는 코로나 19가 심각 상태가 되고 장기화되면서 집에서만 생활하다 보니, 찾아오는 사람도 없고 친하게 지내는 사람도 많지 않아 우울하다는 이야기를 자주 하였다. 그러나 생활지원사 덕택에 성당 도시락, 식료품 키트 등을 꾸준히 지원받아 우울증으로 인한 건강 악화를 예방할 수 있었다. 또한 수행기관에서 독거어르신 생신 축하(축하 케이크, 손편지 등 전달) 진행 및 댁 내에서 다양한 정보 습득 및 강좌를 배울 수 있는 유튜브 영상을 자체 제작하여 시청하도록 도와드림으로써 정서적 고독감과 우울함을 완화할 수 있었다. 어르신께서도 생활지원사 및 수행기관에 매번 고맙고 또 감사하다는 인사를 수차례 건네며 마음을 전했다.

2) 인천서구 노인복지관 코로나 19 대응 비대면 복지사업

인천서구청에서 지원하고, 서구시설관리공단에서 운영하는 서구노인복지관이 코로나19에 따른 휴관 기간 동안 각종 비대면 복지사업을 시행하고 있다. 코로나19 발생 직후부터 잠정 휴관 상태를 유지하고 있는 복지관은 평생교육 유튜브 동영상 강의, 시니어 펀북(fun book), 홀몸 노인 정서지원 키트 제공, 지역사회 작은 기부 캠페인, 유선 전문상담 등 비대면 복지사업을 추진하며 지역노인의 복지 공백 최소화를 위해 노력하고 있다.

① 유튜브 동영상 강의 제공

복지관을 찾지 못하는 노인들의 여가 시간 활용을 위한 동영상 강의를 유튜브에 정기적으로 업로드하고 있다. 중국어, 일본어, 인문학 강의를 비롯해 라인댄스, 카메라 활용, 서예, 오카리나 등 다양한 프로그램을 동영상 강의로 제공해 많게는 500여 건의 조회수를 기록하며 배움에 목말라 있는 노인들의 자기계발에 도움을 주고 있다.

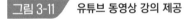

그림 3-11　유튜브 동영상 강의 제공

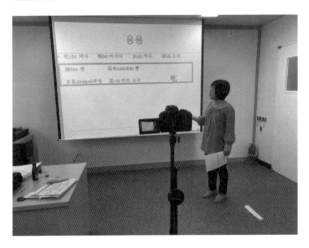

② 시니어 펀북(Fun Book) 제공

스마트폰이나 PC 활용이 어려워 동영상을 보기 어렵거나 모바일을 통한 정보

접근성이 떨어지는 노인들의 디지털 격차 해소를 위해 퀴즈 풀기, 컬러링북, 틀린 그림 찾기 등 시니어 펀북(fun book)을 상시적으로 배포하고 경품도 제공하는 등 이벤트를 운영 중이다.

③ 소일거리 키트 제공

야외활동이 어려워진 독거노인의 우울감 해소와 정서 지원을 위해 지역 기업체의 사회공헌활동과도 적극적으로 협력하고 있다. SK인천석유화학의 후원으로 콩나물재배기, 의료진 응원부채 만들기, 이웃 나눔 친환경 에코백 만들기, 버섯 재배기 등을 전달하고 있다. 또한, 지역사회 봉사 활동에 노인들을 참여시키고, 소일거리를 창출하기 위해 노인들에게 레몬청 만들기 키트를 제공하였고, 이렇게 제작한 레몬청을 지역사회 의료기관에 전달하였다.

④ 취약계층 노인 대상 지원 활동

SK인천석유화학과 중부발전 인천발전본부와 함께 초복과 중복에 저소득 취약노인 500명에게 레토르트 삼계탕과 추어탕을 전달하였으며, 지역사회 기업과 주민들의 기부물품을 모아 복지관에 전달하여 복지관이 기부물품을 무작위 선별하여 랜덤(random) 선물상자를 만들어 취약계층 노인 300여 명에게 전달하였다.

⑤ 심리상담 서비스 제공

정서적 고립감과 우울감을 호소하고 있는 노인과 법적 도움을 받기 어려운 노인들을 위하여 유선을 통한 전문가의 심리상담 서비스와 법률홈닥터의 도움을 받아 무료법률 상담 서비스를 제공하고 있다.

3) 대구시 '톡톡 두드리이소'와 '행복한 노리(老利)터' 프로그램

대구광역시는 지역사회 내 종합사회복지관과 노인복지관을 활용해 정서지원 프로그램인 '톡톡 두드리이소' 사업과 놀이활동을 통한 '행복한 노리터' 마음치유 프로그램을 추진하고 있다. '톡톡 두드리이소'는 대구시 관내 27개 사회복지관별로 복지관 서비스 이용대상자 중 우울감과 소외감이 있는 독거노인을 대상으로 반려 동·식물을 통한 '마음 톡톡', 미술을 통한 정서적 교감 활동인 '오감 톡톡', 자연친화적 외부활동을 통한 '힐링 톡톡', 실내 탁구, 요가 등 일상 속 건강 찾기를 위한 '건강 톡톡' 분야로 진행하고 있다.

그림 3-12 대구광역시 노인복지 프로그램 사례

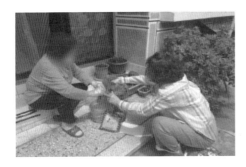
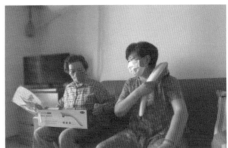
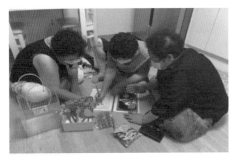
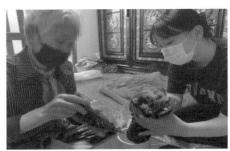

또한, '행복한 노리(老利)터'는 어르신의 심리적 고립감을 해소하기 위한 놀이 치유 프로그램으로 19개 노인복지관별로 기존 돌봄지원사업을 이용하지 않는 독거노인 중 우울감 척도를 기준으로 선정하며, 10회에 걸쳐 생활, 율동, 음악, 게임, 미술, 놀이 영역 등 다양한 마음치유 프로그램을 운영하고 있다.

그림 3-13　행복한 노리(老利)터 활동

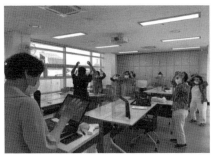 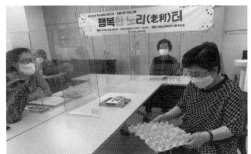

4) 치매안심센터 비대면 서비스

① 로봇 비대면 서비스

로봇을 이용한 인지훈련 프로그램으로 인천 동구와 강화군치매안심센터 등에서는 로봇 '실벗'을 활용해 경도인지장애 및 치매환자 대상의 인지훈련 프로그램을 제공하고 있다. 실벗을 이용한 두뇌 향상 콘텐츠를 제공해 뇌기능 활성화와 치매예방에 도움을 주는 것이 목적이다.

서울 구로구치매안심센터 등에서는 로봇 '피오'를 활용하고 있다. 태블릿과 피오를 통해 정서적 교감 및 인지, 운동, 미술, 음악, 정서, 언어 등 6가지 인지중재 수단을 통합적으로 제공하는 프로그램을 제공하는 것이다.

한편 인천계양구, 용인시처인구치매안심센터 등에서는 로봇 '효돌'을 활용해 돌봄을 제공하고 있다. 치매환자 등을 대상으로 복약, 기상, 취침시간 등 알람, 쓰다듬기, 토닥대기 등을 통한 반응으로 정서적 지지를 제공한다. 또 손잡기를 통한 각종 프로그램도 제공하며, 활동감지 센서로 응급상황 감지 등의 기능도 제공 중이다.

경기 시흥시치매안심센터 등에서는 로봇 '테미'를 활용한 돌봄 프로그램을 운영하고 있다. 테미는 건강 상태 체크, 로봇과 함께 걷기운동, 몸풀기 체조, 인지 게임, 화상대화, 기분 상태 체크 등의 1:1 맞춤 프로그램 제공이 가능하다.

② 전산화 프로그램 및 디바이스 비대면 서비스

부산 금정구와 수영구 치매안심센터 등에서는 스마트 워치인 'CoTras'를 활용한 인지훈련 프로그램을 운영하고 있다. 'CoTras'는 인지재활훈련시스템 소프트웨어로 인지훈련, 운동요법, 회상 치료 등에 활용할 수 있다.

부산 연제구치매안심센터 등은 스마트워치를 활용해 치매환자가족의 건강관리 프로그램을 제공하고 있다. 스마트워치(Haylou Solar LS05-1)와 어플(Haylou Fit)을 활용해 일일 건강리듬, 운동기록, 호흡훈련 제공 등 비대면 방식으로 치매환자가족의 건강관리를 지원한다.

서울 동대문구치매안심센터는 인공지능 스피커 '아리아'를 활용한 돌봄을 제공 중이다. SK텔레콤 행복커넥트 연계 인공지능(AI) 스피커 '아리아'를 설치해 활용함으로써 비대면 디지털 돌봄에 활용하고 있다.

③ 원격 기술 활용 비대면 서비스

울산 남구치매안심센터 등은 '카카오톡', '줌'을 활용한 원격 선별검사를 운영 중이다. 만 60세 이상 치매로 진단받지 않은 주민을 대상으로 카카오톡이나 줌을 이용해 원격 검사를 하고 있다. 검사 결과에 따라 정상일 경우 비대면 치매예방교실과 연계하고, 인지저하로 판정될 경우 진단검사를 시행하게 된다.

전남영암군, 고양시덕양구, 양평군, 여주시 치매안심센터 등은 '카카오톡', '줌', 'DOU앱'을 활용해 원격 진단검사를 하고 있다. 치매안심센터 담당자가 대상자 가정에 직접 방문해 화상 시스템을 설치하고 이를 통해 치매안심센터 협력 의사와 1:1 맞춤형 원격 진료를 시행하는 방법이다.

성남시 분당구치매안심센터 등은 '통합메시징 서비스'를 활용한 치매예방관리사업을 진행 중이다. 대상은 기존 치매예방교실, 인지강화교실 참여자 및 신규 대기자들이다. 방법은 사전에 전화로 동의 및 동영상 시청 방법을 안내하고, 치매 관련 동영상 문자 발송을 통해 미션을 제공하는 것이다. 이때 센터는 미션 수행 여부 확인과 활동 독려를 위한 유선 모니터링도 진행하게 된다.

서울서초구치매안심센터는 전화를 활용한 활동 프로그램을 제공 중이다. 센터는 큰 글씨 도서, 독서대, 독서기록장, 필사 노트, 볼펜, 만보계 등 '독(읽기) · 보(걷기) · 적(쓰기) in class'에 필요한 꾸러미를 우선 지급하게 된다. 이후 대상자와 전화 낭독 통화를 위한 일정을 조율하고, 개인별 일정에 따라 낭독 및 걷기, 쓰기 활동을 진행하게 된다.

참고 문헌

경기복지재단. (2020). 포스트 코로나 시대 노인복지시설 구축 방안 연구. 유병선, 경기복지재단 정책보고서: 수원.

대구광역시사회복지관협회. http://www.dgaswc.or.kr/ cited 2020. Aug. 15th.

더사이언스타임.

https://www.sciencetimes.co.kr/news/%EC%BD%94%EB%A1%9C%EB%82%98-%EB%B8%94%EB%A3%A8-%EC%8B%AC%EA%B0%81-%EC%8B%AC%EB%A6%AC%EB%B0%A9%EC%97%AD-%ED%95%84%EC%9A%94/ cited 2020. July. 5th.

디멘시아뉴스(DementiaNews) http://www.dementianews.co.kr cited 2020. Aug. 15th.

서부덕, 권경희. (2021). 코로나 19 팬데믹 상황에서 국내 지역사회 노인들의 우울감 영향 요인. 보건정보통계학회지, 46(1), 54-63.

서울시 홈페이지. https://news.seoul.go.kr/welfare/archives/520421 cited 2020. Aug. 15th.

심민영. (2020). 코로나바이러스감염증-19와 관련된 정신건강 문제. 대한내과학회지, 95(6), 360-363.

우종민, 백종우, & 이주영. (2010). 정신건강증진의 개념과 발전 방향. 신경정신의학, 49(2), 163-170.

원주시. 2021 건강도시 설문조사 자료.

이은환. (2020). 코로나 19 세대, 정신건강 안녕한가!. 이슈 & 진단, 1-25.

이해경. (2014). 정신건강과 치유환경. 한국콘텐츠학회지, 12(4), 34-38.

이투데이. https://news.nate.com/view/20210315n15322 cited 2020. Aug. 15th.

웰페어뉴스. http://www.welfarenews.net cited 2020. Aug. 15th.

전진아, 이난희, & 김진호. (2017). 정신건강증진사업의 현황과 최근의 정책적 변화. 보건복지포럼, 2017(4), 51-63.

조선일보. https://biz.chosun.com/site/data/html_dir/2021/04/23/2021042300971.html cited 2020. July 10th.

프레시안. https://www.pressian.com/pages/articles/2021021108403965333 cited 2020. July 10th.

통계청. 전국노인실태조사. (2011-2017).

Herman, H. & Saxena, S. & Moodie, R. (2018). 정신건강증진[Promoting mental health : Concepts, emergoing evidence, practice]. (김민석 · 박희정 · 배은미 · 안성희 · 이은진 · 전재현 · 전준희 역). 서울: 포널스 출판사. (원전 2005년 출판).

Chapter 04

코로나19 시대의 치매와 디지털 헬스

이호철   연세대학교 소프트웨어디지털헬스케어융합대학

보건행정학부 연구교수

1 서론

1) 코로나19의 확산

코로나19는 2019년 12월 31일 중국 후베이성 우한시에서 처음 보고된 이후 지속적으로 전 세계로 확산이 되었으며, 이에 세계보건기구는 2020년 3월 11일 팬데믹을 선언하였다(WHOa, 2020). 이후, 코로나19는 2022년 2월 16일(00:00 기준)까지 224개국으로 확산되었으며, 약 4억 1,416만 명의 확진자가 보고되었고, 585만 명의 사망자가 보고되었다(CDC, 2022).

세계보건기구는 코로나19 확산은 취약계층인 65세 이상 노인, 아동, 장애인 등에게 직·간접적으로 위험을 제공한다고 발표하였다. 특히, 노인들에게 직접적인 위험은 코로나19에 감염되었을 시 70대 이상 7.58%, 80대 이상은 19.78% 수준으로 높은 치명률이 있다는 것이며, 간접적인 위험은 외부활동의 제한으로 인한 운동 부족, 심리적인 불안감, 의료시설 방문의 꺼림, 경로당·노인회관 등 노인복지시설의 폐쇄 등이 포함된다(WHOb, 2019, 한국질병관리청, 2021).

2) 전 세계적인 치매환자 증가

전 세계적으로 코로나19 확산으로 인해 치매 환자의 관리에 한계가 발생되는 것은 큰 문제이다. 전 세계의 치매 환자 수는 급속히 증가되고 있다. 세계보건기구에 따르면, 전 세계의 치매환자는 2021년 약 5,500만 명에서 2030년에는 약 7,800만 명으로 40%가 증가될 전망이다. 한국의 치매환자는 약 86만 명으로 전체 노인인구 772만 명의 11.2% 수준이며, 2010년부터 2019년까지 9년간의 치매환자의 증가 추이는 65세 노인인구 증가추이보다 더 빠른 추세이다(보건복지부, 2020). 치매환자의 증가 추이로 인해 2050년도에 300만 명을 넘을 것으로 추정되고 있다. 치매환자의 지속적 증가로 인해 사회적 부담도 증가되고 있으며, 2019년 기준 치매환자 1인당 연간 2,072만 원의 관리비용이 필요한 것으로 나타났다. 치매환자의 증가로 인한 사회경제적 비용, 치매환자의 가족의 정신건강과 삶의 질을 개선하기 위해서는 사회적 기반을 확충을 통한 국가기반의 대책 마련이 지속적으로 필요하다.

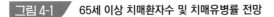

그림 4-1   65세 이상 치매환자수 및 치매유병률 전망

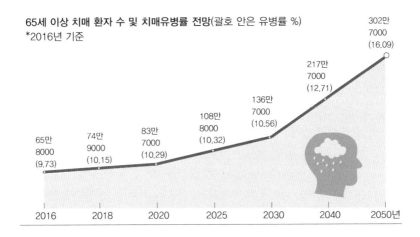

자료: 중앙치매센터, 2016년 전국 치매역학조사, 2016

3) 코로나19 시대의 치매

코로나19의 확산으로 인해 치매환자의 관리에 대한 사회적 논의가 많이 이루어지고 있다. 치매환자는 일반 환자보다 코로나19 치사율이 5배 정도 높은데, 그 이유로는 코로나19 방역수칙을 지키기 어려운 낮은 인지능력, 운동 부족, 기저질환, 알츠하이머병 환자의 ACE2 유전자 발현 등의 다양한 원인이 있다. 다양한 원인에서도 주요 원인 중 하나는 정부의 비대면에 의한 코로나19 대응이다. 현재 정부 및 각종 기관에서는 코로나19에 대응하기 위해 관리 핵심역량을 비대면 서비스에 초점을 맞추고 있다. 즉, 정부가 시민들이 인터넷과 전자기기를 코로나19 관리체계를 구축하였는데, 65세 이상 노인 및 치매환자는 접근하기 어려워 코로나19 정보 및 관리체계로부터 고립되는 문제가 발생된다.

치매환자는 코로나19로 인해 외부활동의 제한, 사회적 거리두기, 복지시설 폐쇄로 인해 사회적으로 고립되는데, 이러한 사회적 고립이 치매노인들의 인지 기능장애를 더 악화시키며, 우울증까지 발생시킨다는 연구가 있다(LeVasseur A.L, 2021).

정부는 2017년 치매의 국가책임제를 발표하여, 전국적으로 전문화된 인프라를 구축하기 위해 지속적으로 노력하고 있다. 그중 정부는 치매안심센터를 개소하여 치매환자의 관리, 가족의 정서지지를 핵심 목표로 다양한 프로그램을 진행하였으며, 지역사회에서 중요 역할을 담당하고 있었다. 그러나, 코로나19 시대로 인해 치매안심센터도 온라인교육, 비대면 프로그램, 비대면 관리체계 등 기존의 사업방식을 비대면 방식으로 전환하였으나, 국가의 명확한 기준과 가이드라인이 부재하여 시행착오가 지속적으로 발생하고 있고, 이는 그대로 치매 환자와 가족들에게 부담이 되고 있다.

2 치매와 디지털 헬스

세계보건기구는 보건영역에서 디지털 기술의 개발·활용은 전 국민의 건강보험 달성에 필수적 요소이며, 디지털 기술로 인한 건강증진, 취약계층 보호를 달성하기 위한 핵심 도구임을 강조하였다(WHO, 2021). 헬스케어 서비스는 1990년대 텔레헬스(Tele-health)를 시작으로 2010년 이후 디지털 헬스(Digital Health)로 접어들게 된다(표4-1). 디지털 헬스는 4차 산업혁명시대에 접어들어 정보기술 및 데이터의 중요성을 강조하게 되면서, 빅데이터와 인공지능(Artificial Intelligence, AI)을 기반으로 신기술의 개발에 집중되고 있다(서경화, 2020). 특히, 스마트폰을 활용한 디지털 헬스 기술과 프로그램이 활발하게 확대되고 있으며, 환자에서 일반인의 일상생활로 영역을 확대하고 있다.

표 4-1 헬스케어 서비스 발전 방향

구분	Tele-health	e-health	u-health	Digital-health
시기	1990년 중반	2000년	2006년	2010년 이후
서비스 내용	원내 치료	치료 및 정보제공	치료/예방관리	치료/예방/복지/안전
주 제공자	병원	병원	병원, ICT 기업	병원, ICT 기업, 보험사, 서비스 기업 등
주 이용자	의료인	의료인, 환자	의료인, 환자, 일반인	의료인, 환자, 일반인
주요 시스템	병원운영 (HIS, PACS)	의무기록(EMR) 웹사이트	건강기록(EHR) 모니터링	개인건강기록 기반 맞춤형 서비스

출처: 대한의사협회 의료정책연구소, 디지털 헬스의 최신 글로벌 동향, 2020. 05.

　　국내의 디지털 헬스 산업은 크게 하드웨어, 소프트웨어, 서비스로 총 3가지로 분류된다. 하드웨어는 개인건강관리를 위한 기기 및 웨어러블 기기와 부품으로 분류되는데, 대표적 기기는 혈압측정, 당뇨 측정, BMI 측정 등이며, 부품은 저장장치, 통신장치 등이 포함된다. 소프트웨어는 콘텐츠, 플랫폼 등으로 구성되는데 콘텐츠로는 애플리케이션(Application, App)을 활용한 영양관리, 개인건강관리기록, 운동관리기록 App이 대표적이다. 또한, 플랫폼으로는 의료관리 플랫폼, 개인건강관리 플랫폼 등이 포함된다. 서비스로는 진단 서비스로 유전자, 체외진단 서비스가 포함되며, 건강관리 서비스로 개인건강검진관리 서비스, 원격상담, 원격모니터링, 노인건강관리 서비스가 포함된다.

표 4-2 디지털(스마트) 헬스케어 산업 분류체계

분류	세부분류	설명	관련제품 및 용도
하드웨어	제품·서비스 일체형, 단품 형태	개인건강관리 기기, 웨어러블 기기	게이트웨이
			혈당, 혈압, 심전도, 활동량 측정
			요화학(소변) 분석
			헤모글로빈 측정
			체성분/체지방 측정
			의료용 센서 삽입 스마트 기기
			현장검사 기기(POCT)
			밴드/목걸이형, 부착(패치)형
	부품	부품, 장치, 시약	시약, 바이오센서
			저장 및 디스플레이 장치
			통신장치
소프트웨어	의료·건강 관리 콘텐츠	건강정보제공 App, 맞춤형 건강관리 App	웰티스(휴식 방법, 요가) App
			영양관리 및 정보 제공 App
			의학적 정보 제공 App
			개인 건강 기록(PHR) App
			병원기록 관리 App
			피트니스 또는 운동 관리 App
	미들웨어, 플랫폼, 통신 네트워크	의료기관 의료정보 통합 저장/관리 시스템	의료정보관리 플랫폼(EMR, EHR)
			개인건강정보관리 플랫폼
			기타
서비스	진단 서비스	의료진단 서비스	체외진단 서비스
			유전자/유전체 분석 서비스
	건강관리 서비스	건강관리서비스, 원격의료서비스	개인건강검진 관리 서비스
			개인건강기록(PHR)관리 서비스
			노인건강 관리 서비스
			건강관리 포털 서비스
			원격상담, 원격모니터링 서비스

출처: 한국보건산업진흥원, 디지털 헬스 산업분석 및 전망연구, 2020

디지털 헬스에서 플랫폼의 개발과 연구가 활발하게 이루어지면서, 치매환자를 대상으로 실시하는 치매 예방, 진단, 관리, 교육이 디지털 헬스 플랫폼을 활용한 비대면 방식으로 개발 및 전환되고 있다. 특히, 코로나19 시대에서 비대면 방식이 강조되고 있는 만큼 디지털 기술을 이용한 비대면 플랫폼이 활성화되고 있다. 치매환자를 대상으로 한 디지털 헬스의 핵심 가치는 의료시설, 복지시설을 방문하지 않고 언제, 어디서든 플랫폼을 통해 치매에 대한 헬스케어를 받는 것이다. 국내에서는 일부 스타트업 업체가 AI 플랫폼을 활용하여 치매환자들을 관리하는 기술 개발을 착수하였다. 그중 한국의 대형 통신사들은 치매예방 관리, 돌봄을 위한 헬스케어 플랫폼을 개발하고 있으며, 대중화를 주된 목표로 하고 있다. 그러나 치매환자를 대상으로 실시하는 디지털 헬스케어는 많은 한계점이 지적되고 있다. 가장 큰 한계점은 65세 노인분들의 낮은 디지털 이용이다. 65세 이상 노인분들은 디지털 기기를 이용하기에는 활용능력이 낮아 플랫폼에 이용하기 위한 접속부터가 어려운 것이 현실이라는 지적이 많다. 실제로 정보통신정책연구원에서 발표한 '디지털 디바이스 실태 보고서'의 결과, 65세 이상 노인분들의 스마트폰 활용능력은 타 연령대에 비해 현저히 낮은 것으로 나타났다.

그림 4-2 | **세대별 스마트폰 활용능력**

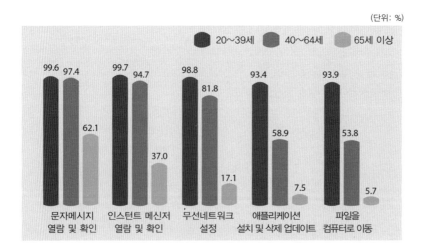

출처: 대구신문, 「스마트시대, 노년층은 아직도 스마트폰이 무섭다」. 2020

노인들을 대상으로 디지털 헬스를 이용한 디지털 헬스케어 플랫폼을 실시하기 위해서는 먼저 노인인구들의 디지털기기에 대한 활용능력을 강화시켜야 한다. 특히, 치매환자들은 교육이 어렵기 때문에, 치매 초기 환자 혹은 치매가 아닌 일반 노인들을 대상으로 디지털 기기 활용교육을 미리 실시하는 것이 필요하다.

3 IT를 활용한 치매 프로그램

1) 비대면 사회적처방 프로그램: 원주시 흥업면 사례[3]

(1) 사업 내용

우리나라는 2018년도에 고령사회로 진입하였으며, 2025년에 초고령사회에 진입할 것으로 추정되고 있다. 이와 동시에 우리나라는 비감염성 질환과 장기요양환자의 지속적인 증가로 약물치료와 함께 비약물 치료의 병행치료가 강조되고 있다. 특히, 한국에서는 우울감, 고독감으로 인해 정신건강문제가 지속적으로 야기되고 있으며, 65세 이상 노인의 사회적 고독감, 우울감에 대한 사회적 문제가 주요한 문제이다. 최근 한국은 코로나19로 인한 사회적 거리두기 및 각종 노인복지시설의 폐쇄로 인해 노인의 고독감, 우울감으로 인한 정신건강문제가 사회적으로 커지고 있다.

노인의 우울증 및 자살로 나타나는 정신문제는 의학적인 접근뿐만 아니라, 사회학적인 접근을 통한 다학제적인 노력이 필요한데, 영국에서는 사회적 처방(Social Prescribing) 제도를 NHS(National Health Services)와 협력하여 노인의 우울감, 만성질환 등을 겪는 환자를 대상으로 비약물 치료를 실시하고 있으며, 국내에서도 사회적 처방을 도입하기 위한 다양한 연구가 실시되고 있다(남은우, 2020).

연세대학교 의료복지연구센터 건강도시연구센터(센터장: 남은우 교수)는 2019년 영국의 사회적 처방 네트워크와 협력하여 사회적 처방 시범사업을 강원도 원주시 흥

---

[3]　연세대학교 의료복지연구센터 건강도시연구센터(센터장: 남은우 교수)가 2017년부터 원주시 흥업면 65세 이상을 대상으로 실시한 사회적처방 프로그램을 사례로 기술함.

업면에 거주하는 65세 이상 노인을 대상으로 2019년 9월부터 시작하였다. 해당 사업은 한국연구재단과 연세대학교 LINC+ 사업단의 예산을 받아 수행되었다. 또한 지역사회 작은도서관과 협력하여 시행하였으며, 연세대학교 의료복지연구소 건강도시연구센터에서 모니터링 및 성과평가를 실시하였다.

2021년에도 코로나19 상황이 지속적으로 악화됨과 동시에 정부의 사회적 거리두기 강화, 사적 모임의 제한, 그리고 대면 모임의 불안감으로 노인분들의 사회활동이 제한되었으며, 사회적 처방 프로그램에 참여에도 제한이 생겼다. 이에, 디지털 플랫폼을 활용하여 기존에 진행하던 사회적처방 프로그램을 비대면으로 실시하였으며, 정부의 방침에 맞도록 5인 미만의 노인분들을 같은 장소로 소집하여 실시하였다.

비대면 사회적 처방 프로그램은 영상업체를 통하여 제작된 사회적 처방 프로그램 영상을 사업 대상자가 시청하고, 함께 참여하게 하는 과정으로 진행되었다. 총 34개의 비대면 사회적 처방 프로그램 영상이 제작되었으며, 강의 지침서를 만들어 표준화된 비대면 사회적 처방 프로그램을 진행할 수 있도록 하였다.

그림 4-3　연세대학교 의료복지연구소 건강도시연구센터 비대면 사회적처방 시범사업 활동

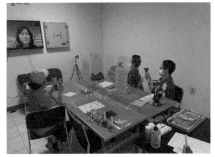
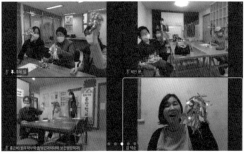

연구대상자를 선정하는 기준은 첫째, 지역 사회복지사로부터 비대면 사회적 처방 프로그램 참여에 문제가 없는 것으로 추천받은 노인, 둘째, 의사소통이 큰 무리 없이 가능하며, 청각장애와 시각장애가 없는 노인, 셋째, 우울증 측정도구(GDS-K)에서 점수가 22점 이하로 중증 우울증으로 판별되지 않은 노인이다. 이러한 방법으로 비대면 사회적 처방에 참여대상 노인으로 35명이 모집되었으며, 참여 의사가 있는

노인 20명을 실험군, 참여 의사가 없는 15명을 통제군으로 선정하였다.

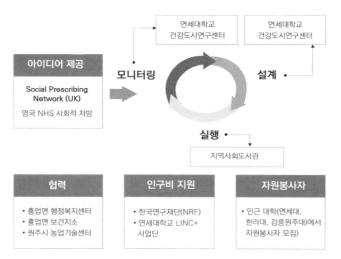

그림 4-4   연세대학교 비대면 사회적처방 시범사업 개념

출처: 남은우, 코로나 시국의 우울증 예방 사회적처방 사례: 강원도 원주시 흥업면의 노인 우울증 개선 프로그램, 2021

2) 평가방법

디지털 플랫폼을 활용한 비대면 사회적 처방 프로그램은 노인분들의 사회적지지, 우울감, 인지기능, 노인생활만족도, 혈압, BMI를 측정하였다. 노인들의 사회적지지를 측정하기 위해 Gregory의 사회적지지 측정도구를 이용하였다. 해당 측정도구는 12문항으로 구성되어 있으며, 점수가 높으면 사회적 지지가 높은 것을 의미한다.

우울감은 한국형 노인우울척도(Geriatric Depression Scale-Korean Version, GDS-K)를 사용하였다. 해당 측도는 척도문항 30문항으로 되어 있으며, 척도의 점수가 높을수록 우울감이 높은 것이다.

인지기능을 파악하기 위해서는 한국형 간이정신상태판별검사(Mini-Mental State Examination, MMSE) 측정도구를 사용하였다. 해당 측도는 평균 5분이 소요되며, 30점 만점으로 구성된 측정도구이다.

노인의 생활만족도를 측정하기 위해 MUNSH(Memorial University of Newfoundland Scale of Happiness) 측정도구를 한국에 맞도록 개발된 측정도구를 사용하였다. 해당 도구는 총 20문항으로 구성되어 있으며, 점수가 높을수록 만족도가 높은 것을 의미한다.

혈압은 혈압기기를 이용하여 수축기 혈압, 이완기 혈압을 측정하였다. 체질량지수는 세계보건기구가 권고한 한국인 체질량지수 기준을 근거로, 18.5점 미만은 저체중, 18.5~23점 정상, 23~25점 미만은 과체중, 25점 이상은 비만으로 평가하였다.

표 4-3   디지털 플랫폼을 활용한 비대면 사회적처방 주요 성과측정도구

	구분	항목	세부 내용
1	사회적 지표	사회적 지지	Gregory 사회적지지 측정도구 사용 12문항으로 구성되며, 점수가 높을수록 사회적지지가 높음.
2		노인생활만족도	MUNSH 한국형 측정도구 사용 20문항으로 구성되며, 점수가 높을수록 생활만족도가 높음.
3	임상적 지표	우울감	한국형 노인우울척도(GDS-K)를 사용 30문항으로 구성되며, 점수가 높을수록 우울감이 높음.
4		인지기능	간이정신상태판별검사(K-MMSE)를 사용 점수가 높을수록 인지기능이 높음.
5		혈압	WHO 수축기 혈압, 이완기 혈압을 기준으로 측정함.
6		BMI	WHO 기준으로 계산하여 비만, 과체중, 정상, 저체중을 측정함.

비대면 사회적 처방 프로그램의 효과를 평가하기 위하여 실험군, 대조군을 선정하였으며 교육 전과 교육 후에 측정한 임상적 지표와 사회적 지표에 대하여 통계분석을 실시하였다. 해당 효과를 분석하기 위하여 사용된 통계분석 방법은 크게 3가지이다. 첫째, 실험군과 대조군에 참여한 노인분들의 동질성 검정을 독립표본 Mann-Whitney U test, Fisher's exact Test를 실시하여 확인하였다. 둘째, 비대면 사회적처방에 참여한 노인의 교육 전과 교육 후의 지표의 변화 차이를 확인하기 위해 대응표본 Wilcoxon Signed Ranks Test를 하였다. 셋째, 비대면 사회적 처방 프로그램의 비표본 오차를 제외한 순수한 효과를 측정하기 위하여 대조군과 교육 전·후의 차이를 비교하였으며, 독립표본 Mann-Whiney U test를 실시하였다.

3) 사업결과

비대면 사회적 처방 프로그램에 참여한 노인의 임상적 지표, 사회적 지표를 교육 전·후에 측정하고 분석을 실시하였다. 그 결과, 비대면 사회적 처방에 참여한 노인들의 우울감(p=.015), BMI(p=.002), 사회적지지(p=.005), 생활만족도(p=.009)가 유의미하게 좋아졌다.

표 4-4 비대면 사회적처방 프로그램 전·후 비교분석

변수		교육 전	교육 후	z	p
임상적 지표	우울감	17.00±6.11	13.35±6.34	−2.43	.015*
	인지기능	22.90±3.31	23.65±4.18	−1.31	.189
	BMI	24.18±2.41	23.62±2.35	−3.06	.002*
	혈압 수축기	137.14±13.93	122.54±16.22	−1.77	.077
	이완기	67.77±8.76	24.18±2.41	−1.08	.279
사회적 지표	사회적지지	22.45±9.21	27.65±8.66	−2.82	.005**
	생활만족도	17.95±9.30	23.25±10.90	−2.60	.009**

*p<.05   **p<.01   ***p<.001

비대면 사회적 처방 프로그램 교육 전·후의 임상적 지표와 사회적 지표의 차이를 알아보기 위해 실험군과 대조군 간의 비교분석을 실시하였다. 그 결과, 실험군이 대조군보다 우울감이 유의미하게 더 많이 줄어들었으며(p=.015), 사회적지지는 실험군은 증가, 대조군은 감소되었으며, 해당 격차는 유의미하였다(p=.005). 생활만족도는 실험군이 대조군에 비해 유의미하게 증가되었다(p=.009).

표 4-5 비대면 사회적처방 프로그램 전·후 비교분석

변수		점수변화(M±SD)[1]		Z	p
		대조군	실험군		
임상적 지표	우울감	−3.65±5.76	−0.21±3.93	−2.43	.015*
	인지기능	0.75±3.55	1.07±2.95	−1.31	.189
사회적 지표	사회적지지	5.20±7.08	−3.43±8.52	−2.82	.005**
	생활만족도	5.30±7.49	0.36±6.08	−2.60	.009**

1) 점수변화: (교육 전 점수) − (교육 후 점수)
*$p < 0.5$ **$p < .01$ ***$p < .001$

2) 디지털 리터러시 교육[4]

(1) 사업배경

한국의 농촌지역은 도시지역에 비해 노인인구가 많으며, 그중에 절반은 독거노인으로 코로나19를 포함한 우울증, 기저질환 등을 앓고 있는 취약계층이다. 이러한 노인들은 외부활동의 기회가 적어 사회교류가 부족하며, 각종 정보접근성에 취약한 상황이다. 이러한 상황을 극복하기 위한 대안으로는 스마트폰을 활용한 디지털 헬스케어가 관심을 받고 있다. 그러나, 시골지역에 거주하는 노인들의 스마트폰(디지털 기기) 활용역량은 매우 낮은 상황으로 활용능력을 강화하는 것이 우선시 되어야 한다.

연세대학교 의료복지연구소 건강도시연구센터는 강원도 원주시 소재 노인복지센터 및 흥업소재 행복가득 작은도서관과 연계하여 해당 지역 노인들을 대상으로 스마트폰 활용능력 향상을 위한 '디지털 리터러시 교육'을 실시하였다. 사업명은 '원주시 노인 대상 디지털 리터러시 교육을 통한 사회적 처방'이며, 교육대상자는 노인 68명이었다. 디지털 리터러시 교육 기간은 2021년 10월 25일부터 2021년 12월 3일로, 총 6주 동안 교육을 진행하였다.

---

4 연세대학교 의료복지연구소 건강도시연구센터(센터장: 남은우 교수)가 2021년부터 원주시 4개 노인복지센터 및 1개 지역사회 작은도서관과 협력하여 65세 이상을 대상으로 실시한 디지털 리터러시 교육을 사례로 소개함.

교육 장소는 강원도 원주시 노인센터 4개소, 지역 작은도서관 1개소였다.

표 4-6 디지털 리터러시 교육 장소

		장소	주소
원주시 노인복지 센터관	1	원주시 노인종합복지관	원주시 동부순환로 9-6(단구동) 회의실
	2	남부시장 노인문화센터	남부 치악로 1803, 2층
	3	북원상가 노인문화센터	북원상가길 13, 1층
	4	문막 노인복지센터 분관	원주시 문막읍 원문로 9-6, 2층
작은도서관	5	흥업 행복가득 작은도서관	원주시 흥업면 남원로71, 2층

디지털 리터러시 교육은 주 1회, 총 6주로 커리큘럼을 구성하였으며, 스마트폰 기본 조작부터 SNS(카카오톡) 활용, 인터넷뱅킹 사용 등 생활에 필요한 내용을 교육하였다.

표 4-7 스마트폰을 활용한 디지털 리터러시 교육 커리큘럼

차수 (주차)	목표	내용	시간
1	기본적인 스마트폰 조작이 가능하다.	- 기초선 조사 - 오리엔테이션 - 스마트폰 기본 조작법 배우기(앱 설치, 와이파이 연결)	60분
2	스마트폰으로 문자를 보낼 수 있다.	- 1주차 복습 - 스마트폰 음성인식 배우기 - 연락처 저장하기 및 삭제하기	60분
3	스마트폰으로 사진을 찍고 공유할 수 있다.	- 2주차 복습 - 사진 촬영 및 저장하는 법 배우기 - 가족, 친구에게 사진 보내기	60분

4	SNS(카카오톡)를 통하여 가족 및 친구들과 의사소통을 할 수 있다	– 3주차 복습 – 가족, 친구와 SNS(카카오톡)으로 의사소통하기 – SNS(카카오톡)으로 백신접종 인증 및 QR코드 인증하기	60분
5	네이버 앱을 통하여 여러 정보를 탐색할 수 있다.	– 4주차 복습 – 네이버 회원가입하기 – 네이버로 검색하기	60분
6	농협 인터넷 뱅킹(콕뱅크)을 통하여 돈을 송금할 수 있다.	– 5주차 복습 – 콕뱅크 설치 – 콕뱅크를 사용하여 가족, 친구에게 돈 송금하기 – 종료선 조사	60분

대상 노인분들의 스마트폰 활용 교육 강사는 노인복지센터의 추천을 받아 선별하게 되었다. 선별된 강사는 스마트폰 활용을 위한 디지털 리터러시 교육을 구성 및 실시하고, 이를 통한 정보화 교육을 진행하며, 최종적으로 대상 노인들의 인지기능을 향상시켜 치매 예방에 기여하도록 한다.

(2) 평가방법

해당 프로그램의 효과를 측정하기 위하여 설문지를 개발하였으며, 주된 내용은 삶의 행복감, 주관적건강, 한국판 우울 척도(GDS-K), 삶의 질(EQ-5D), 자기효능감 척도, 인지기능 검사(MMSE-K), 오각형 그리기이다.

위의 측정 도구를 활용하여 디지털 리터러시 대상자를 프로그램 시작 전과 프로그램 이수 후 총 2회에 측정하여 전·후 비교분석하였다. 또한, 프로그램에 대한 정확한 측정을 위해 대조군을 선정하여 함께 측정하였다.

수집된 통계자료를 분석하기 위하여 실험군, 대조군 전·후 비교분석을 실시하였으며, 통계방법으로는 피어슨 카이제곱(Pearson Chi-square test), 동일표본 t검정분석(paired t-test), 그리고 이중차이 회귀분석(Difference-in difference regression)을 사용하였다. 특히, 이중차이 회귀분석은 전·후의 차이를 대조군과 비교함으로써 자연증감 및 외부에 의한 증감분을 고려하여 프로그램에 대한 효과를 측정하였다.

표 4-8 스마트폰을 활용한 디지털 리터러시 프로그램 주요 성과측정 도구

	항목	세부내용
1	응답자 특성	성별, 학력, 나이, 거주 형태, 스마트폰 이용 여부, 기기, 사용 용도, 활용도, 등 총 22문항
2	삶의 행복감	현재 응답자의 삶의 행복감(100점 만점)
3	주관적 건강	개인의 주관적 건강상태 (100점 만점)
4	한국판 우울척도(GDS-K)	우울척도 측정을 위한 30문항
5	삶의 질(EQ-5D)	운동능력/자기관리/일상활동/통증/불안 총 5개 문항
6	자기효능감	자기효능감 측정을 위한 16개 문항
7	인지기능검사(MMSE-K)	지남력/기억등록/주의집중/기억회상/언어/이해 등 총 30점 만점
8	오각형그리기	설문지에 제시된 오각형을 따라 그림

(3) 사업결과

원주시의 65세 이상을 대상으로 실시한 디지털 리터러시 교육에 참여한 노인과 대조군에 포함되어 조사한 노인분들의 인구학적 특성은 아래 〈표 4-9〉와 같다. 디지털 리터러시 교육에 참여한 실험군 노인은 62명이며, 대조군 노인은 61명이다. 연령은 실험군 참여 노인은 평균 75.2세이고, 대조군 노인은 평균 76.1세이다.

표 4-9　　디지털 리터러시 교육 참여자 인구사회학적특성

	실험군		대조군		합계	
	n	%	n	%	n	%
성별						
남자	19	30.6	10	16.1	29	23.6
여자	43	69.4	61	82.3	104	84.6
합계	62	100.0	61	100.0	123	100.0
최종학력						
무학	3	4.8	14	23.3	17	13.9

초등학교	15	24.2	15	24.2	30	24.6
중학교	10	16.1	10	16.1	20	16.4
고등학교	19	30.6	16	25.8	35	28.7
대학교	15	24.2	5	8.1	20	16.4
합계	62	100.0	60	100.0	122	100.0
거주형태						
혼자	24	38.7	21	35.0	45	36.9
배우자와 함께	28	45.2	32	53.3	60	49.2
자식과 한께	5	8.1	3	5.0	8	6.6
배우자, 자식 모두	4	6.5	4	6.7	8	6.6
기타	1	1.6	0	0.0	1	0.8
합계	62	100.0	60	100.0	122	100.0
종교						
무교	19	30.6	20	33.3	39	32.0
기독교	21	33.9	16	26.7	37	30.3
천주교	9	14.5	7	11.7	16	13.1
불교	12	19.4	17	28.3	29	23.8
기타	1	1.6	0	0.0	1	0.8
합계	62	100.0	60	1000	122	100.0
나이 (M±SD)	75.2±5.2		76.1±6.9		75.7±6.5	

디지털 리터러시 교육커리큘럼을 이수한 노인의 교육 전·후의 주요 지표를 비교분석하였다. 디지털 리터러시 교육커리큘럼에 참여한 노인들의 경우 교육 전에는 스마트폰을 통화를 거는 데 활용하는 노인은 64.5% 수준이었으나, 교육 후에는 83.0%로 유의하게 높아졌다(p=.026). 또한 동영상 촬영이 가능한 노인은 교육 전 37.1%에서 57.8%로 유의미하게 증가하였다(p=.049). 노인분들의 생활 행복도는 교육 전 평균 63.1점에서 평균 66.8점으로 유의미하게 증가하였다(p=.032). 또한, 인지기능은 평균 27.9점에서 평균 29.0점으로 유의미하게 증가하였다(p=.001).

표 4-10 디지털 리터러시 사업 전·후 변화 비교

	실험군			대조군		
	기초선	종료선	t/x2 (p-value)	기초선	종료선	t/x2 (p-value)
스마트폰 전화활용						
사용	40(64.5%)	44(83.0%)	4.968 (.026*)	45(72.6%)	30(83.3%)	1.466 (.226)
통화 안 함	22(64.5%)	9(17.0%)		17(27.4%)	6(16.7%)	
사진촬영						
가능	47(75.8%)	40(88.9%)	2.936 (.087)	46(74.2%)	22(61.1%)	1.835 (.176)
불가능	15(24.2%)	5(11.1%)		16(25.8%)	14(38.9%)	
동영상 촬영						
가능	23(37.1%)	26(57.8%)	4.493 (.049*)	27(43.5%)	13(36.1%)	0.522 (.527)
불가능	39(62.9%)	19(42.2%)		35(56.5%)	23(63.9%)	
최근 한 달, 스마트폰 사용						
사용함	30(68.2%)	38(79.2%)	0.180 (.744)	29(74.4%)	11(68.8%)	1.437 (.246)
사용 안 함	14(31.8%)	10(20.8%)		10(25.6%)	5(31.3%)	
생활 행복도 (M±SD)	63.1±19.1	66.8±19.4	-1.036 (.032*)	66.0±18.8	66.4±22.2	-0.085 (.933)
주관적 건강점수 (M±SD)	60.9±19.2	59.4±19.3	0.403 (.688)	56.2±22.1	57.8±22.2	-0.349 (0.728)
우울감 (M±SD)	10.4±6.1	8.4±5.4	1.738 (.077)	10.9±5.3	8.9±5.9	1.769 (.080)
삶의 질 (M±SD)	8.0±3.3	7.4±2.8	1.009 (.315)	7.8±2.8	7.9±2.9	-0.214 (.831)
자기효능감 (M±SD)	57.1±9.5	58.1±7.5	-0.631 (.530)	55.6±8.5	60.1±11.2	-2.275 (0.025*)
인지기능 (M±SD)	27.9±1.9	29.0±1.4	-3.487 (.001**)	27.3±3.3	27.1±3.4	0.274 (0.784)

*p<.05   **p<.01   ***p<.001

국내에서 노인을 대상으로 실시하는 디지털 헬스케어 프로그램 및 사업은 다양하지만, 이를 표준화된 지표를 이용하여 효과를 측정하고 공유함으로써 다른 디지털 헬스케어에 근거가 될 만한 사례는 부족한 상황이다. 이러한 상황 속에서도 디지털 헬스케어 프로그램은 점차적으로 확대되어 수행되고 있으며, 계획되고 있다. 하지만, 노인들의 디지털 기기에 대한 낮은 활용능력으로 인해 디지털 헬스케어의 온전한 사업효과를 보기 어렵다는 전문가의 의견이 많은 것이 현실이다.

원주시에 거주하는 노인들을 대상으로 디지털 리터러시 교육의 효과 평가를 위해 실험군·대조군으로 그룹을 설정하고 사전·사후 주요지표를 이중차이 회귀분석으로 분석하였다.

그 결과, 디지털 리터러시 교육을 통하여 인지기능이 교육 전보다 교육 후에 대조군에 비해 1.305점 유의미하게 효과가 있는 것으로 나타났다(p=.050). 노인을 대상으로 실시한 디지털 리터러시 교육은 새로운 문화를 배우는 것으로 뇌활동 및 다양한 사고를 요하는 교육으로 뇌활성화 및 인지기능을 향상시키는 데 효과적인 것으로 알려져 있다. 원주시 노인들을 대상으로 실시한 디지털 리터러시 교육도 다른 연구 결과와 마찬가지로 인지기능에서 효과가 있는 것으로 나타났다. 그 외는 생활 행복도는 3.371점 높아졌으며, 주관적 건강점수는 3.070점 낮아졌으나 유의미하게 나타나지는 않았다.

표 4-11 디지털 리터러시 교육 사업평가를 위한 이중차이회귀분석

	b	t	95% CI	p-value
생활 행복도	3.371	0.611	[-7.499, 14.242]	.542
주관적 건강점수	-3.070	-0.529	[-14.499, 8.360]	.597
우울감	0.058	0.036	[-3.140, 3.255]	.972
삶의 질	-0.709	-0.852	[-2.348, 0.931]	.395
자기효능감	-3.502	-1.382	[-8.499, 1.494]	.169
인지기능	1.305	1.973	[0.001, 2.609]	.050*

3) AI 개인돌봄 로봇

(1) 사업배경

전 세계적인 고령화로 인해 노인인구는 증가하고 경제인구감소로 인한 간병인 부족이 노인돌봄 관련 사회적 이슈로 대두되고 있다. 4차 산업시대에 진입하면서 디지털을 활용한 노인돌봄에 대하여 지속적으로 개발 및 시행하고 있었으며, 최근 코로나19로 비대면 정책이 확대됨에 따라 디지털 노인돌봄 서비스의 필요성이 대두되고 있다. 비대면 노인돌봄 서비스 분야는 3세대에 걸쳐 발전하였다(Carretero, 2015).

비대면 노인돌봄 서비스 1세대는 응급알람서비스로 응급전화, 응급안전목걸이 등을 이용해서 응급 시 의료시설 및 지정인력과 연결되어 언제든지 위급 시 돌봄서비스를 받을 수 있는 서비스 형태이다. 단, 해당 서비스는 일방향적인 서비스로 노인이 위급상황에서 호출을 못할 시에는 서비스를 못 받는다는 한계가 있다. 2세대 비대면 노인돌봄 서비스는 1세대와 다르게 자동으로 서비스가 제공될 수 있도록 시스템화 한 것이다. 고령의 노인분들은 치매, 지병, 신체적 장애 등 다양한 이유로 응급알람서비스를 스스로 호출하기에 어려움이 많다. 이에, 2세대에서는 자동적으로 응급알람서비스를 받을 수 있도록 발전하였으나, 예방보다 사후대처에 초점이 맞춰져 있다. 이를 극복하기 위해 예방적 돌봄서비스인 3세대 비대면 노인돌봄 서비스가 개발되었다. 해당 단계에서는 빅데이터와 AI기술을 기반으로 디지털 헬스케어를 노인들에게 제공하는 돌봄서비스이다. 해당 서비스는 돌봄인력이 필요 없이 비대면으로 상시 관리가 가능하며, 특정 위험상황이 발생되면 자동적으로 의료진 및 돌봄제공자에게 연락이 취해지는 프로세스이다.

표 4-12 비대면 노인돌봄 서비스분야 변화

1세대	2세대	3세대
응급알람서비스	자동응급알람서비스	예방적 돌봄서비스
- 응급전화, 응급안전목걸이 - 응급호출 서비스	- 화재경보, 가스경보기 - 위험발생 자동센서	- 인공지능 낙상방지 - 사전/예방 돌봄서비스

출처: Carretero S. 2015. Technology-enabled services for older people living at home independently: lessons for public long-term care authorities in the EU Member States.

3세대 노인돌봄서비스에서는 디지털 기술을 활용한 비대면 서비스가 많이 확대되었는데 대표적인 예로는 AI 개인돌봄로봇, 원격서비스 등이다. 특히, 로봇을 활용한 AI 개인노인돌봄 서비스는 독거노인의 사회적 고립과 외로움, 그리고 치매예방 등 다양한 부분에서 효과가 있다는 근거 논문이 발표되고 있다.

(2) AI 개인로봇돌봄 사례

① 소셜로봇 엘리큐(ELLI Q)

엘리큐는 이스라엘의 회사인 Intuition Robotics에서 개발하여 2018년도 CES(Consumer Electronics Shows)에서 최고혁신상을 수상하였다. 엘리큐 초기모델은 소셜로봇과 태블릿 PC를 1개의 세트로 구성하여 개발하였다.

엘리큐는 미국 시장에서 사업을 확대하고 있으며, 엘리큐 로봇에는 체조, 요가, 사회활동 등 노인을 위한 다양한 프로그램이 탑재되어 있어, 독거노인들에게 건강한 생활을 조언해주고, 실천할 수 있도록 조언자의 역할을 수행한다. 또한, 엘리큐는 노인들이 고독감, 사회적 고립, 외로움을 개선하는 데 초점이 맞추어져 개발되었다. 이에 노인과 대화할 수 있는 기능과 약 복용 알림, 적극적인 활동 유도 등을 도와줄 수 있는 서비스를 제공한다. 해당 서비스는 다양한 언어, 목소리, 성별, 바디랭귀지, 표정을 통해 노인이 로봇이 아닌 감정적으로 응대받는다고 느낄 수 있도록 하였다. 특히 엘리큐는 디지털 디바이스를 다루기에 어려운 노인들을 고려하여 무엇이든지 음성인식으로 대화를 나누고 서비스를 제공하도록 설계되었다.

그림 4-5   소셜로봇 엘리큐(ELLI Q)

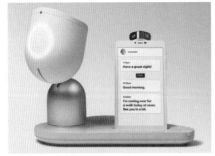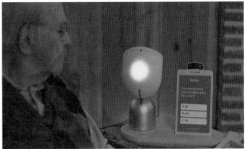

최근 미국에서는 코로나19로 인해 사회적 고독감을 느끼는 독거노인들을 위해 70세 이상 독거노인 고령자를 대상자로 시제품을 무료로 제공하고 효과를 검증하였다. Intuition Robotics는 엘리큐의 효과를 분석하고 2019년 8월에 발표하였는데, 비교-대조군을 선정하여 무작위 대기자 통제 집단 분석(randomized waitlist control study)을 설계하여 실시하였다. 실험집단의 노인은 8주 동안 엘리큐를 지원받아 실험에 참여하게 되는데, 데이터를 수집하는 기간은 총 2시간, 9주 동안 진행되었다. 이후 10~17주 동안은 엘리큐를 회수하여 사용하지 않도록 설계하였고 총 18주간의 디자인 설계를 완성하여 연구를 시작하였다.

엘리큐 효과 측정은 UCLA 외로움 측도(UCLA Loneliness Scales version 3), Duke의 사회적지지 지표(Duke's Social Support Index), PHQ(Personal Health Questionnaire)-8 우울감 척도를 사용하였다. 표본 수는 실험군 48명, 대조군 48명 총 96명을 선정하여 실시하였다. 엘리큐가 노인의 외로움과 사회적 고독감을 감소시킨다는 가설을 세우고 연구를 실시하였으며, 자료분석은 독립 t 검정(independent t-test), 카이제곱 검정(Chi-squared test), 비모수 검정인 Mann-Whitney U/Wilcoxon rank-sum test를 사용하였다.

그 결과, 엘리큐는 실험에 참여한 노인분들의 외로움을 향상시키고 사회적 지지가 증가된 것으로 확인되었으며, 지금도 지속적으로 엘리큐의 효과성을 검증하기 위해 연구를 실시하고 있다.

② 벨기에 간호보조로봇 조라(Zora)

벨기에의 조라로보틱스(Zora Robotics)는 로봇용 소프트웨어를 개발하는 회사이며, 일본 소프트뱅크의 로봇 제품인 나오(NAO)를 기반으로 개발되었다. 조라로보틱스는 자체적으로 로봇의 소프트웨어를 개발하였으며, 소프트웨어 개발에 전문의도 함께 참여하여 로봇 조라(Zora)가 재활 및 치료분야에서도 효과가 있도록 설계하였다. 해당 소프트웨어 이름은 조라솔루션으로 조라에 탑재되었다. 조라는 높이 57cm, 무게 5.7g으로 인간형 로봇으로, 미국, 아시아, 중동에서 전체 1,000여 대 이상이 판매되었다.

조라는 재활 및 소통에 초점이 맞추어져서 개발된 만큼 거주형 노인 간호시설에서 노인들과 의사소통을 통해 재활을 도우며, 학교에서 자폐아의 치료에도 널리 활용되고 있다.

조라를 이용한 노인돌봄의 사례를 살펴보면, 프랑스의 어느 재활요양병원에서 간호사가 태블릿 PC를 통해 조라를 제어하며, 태블릿 PC를 통해 조라에 탑재된 카메라를 이용하여 노인들을 모니터링하고 의사소통까지 실시하였다. 특히 조라는 노인들의 물리치료 및 심리치료 등을 함께하면서 옆에서 치료를 돕는 역할을 한다.

그림 4-6   **노인돌봄로봇 조라(Zora)의 춤 교실**

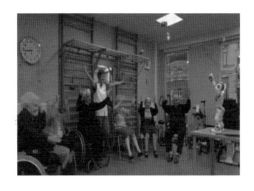

그림 4-7   **조라(Zora)의 음악치료 프로그램**

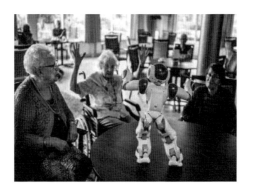

그림 4-8 독거노인과 조라(Zora)

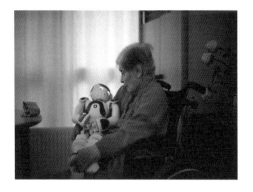

그림 4-9 청소년과 조라(Zora)

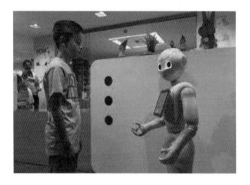

③ 한국 통신사 SK의 AI 돌봄서비스

한국의 통신사인 SK 텔레콤은 사회경제연대 지방정부협의회와 '사회적 가치 창출을 위한 민관협력 추진 양해각서'를 체결하고 ICT 돌봄서비스를 개발에 착수하였다. 노인을 대상으로 실시하는 ICT 돌봄서비스는 AI 스피커를 통해서 데이터 수집, 모니터링, 응급상황 확인, 심리상담, 대화, 비상알림, 방문 등 다양한 서비스를 양방향으로 제공하고 있다. SK 텔레콤은 ICT 케어센터를 설립하고, 돌봄 서비스 현장 ICT 케어매니저를 100가구당 1명씩 배치하여 AI 스피커를 기반으로 지속적으로 노인가구를 관리하고 모니터링을 실시한다.

SK 텔레콤은 2020년 1년간 전국 6,600가구 노인을 대상으로 AI 돌봄서비스를 제공하였다. 특히 AI 돌봄서비스 중 '어르신 긴급 SOS구조'는 독거노인이 응급상황에 처했을 때 음성으로 구급신호를 보내거나, 혹은 인공지능으로 상황을 파악하여 ICT케어센터, 담당 케어매니저, 그리고 119 응급구조팀과 연계하는 서비스이다. 해당 서비스는 1년 동안 328건 접수되어 노인분들의 응급상황을 적절하게 조치할 수 있었다.

노인들이 디지털 기기를 사용함에 익숙하지 않아 불안감이 있었지만 SK 텔레콤은 ICT 케어매니저가 댁을 방문하여 노인분과 1:1 맞춤형 케어, 교육을 진행하여 노인분들의 AI 돌봄서비스에 대한 자기효능감도 증가되었다.

SK텔레콤의 발표에 의하면 노인분들의 AI 돌봄서비스의 핵심 기기인 AI 스피커의 사용 용도는 음악감상(95.1%), 정보검색(83.9%), 감성대화(64.4%), 라디오 청취(43.9%) 순으로 나타났으며, 노인을 대상으로 생활정보 안내 프로그램인 '소식 톡톡'과 치매예방 프로그램인 '두뇌톡톡' 서비스도 인기가 증가하고 있다. 특히 코로나19가 발병한 이후 3배 이상 이용자가 증가되었다.

SK 텔레콤과 서울의과대학이 AI 돌봄서비스의 효과를 분석한 결과, AI 돌봄서비스를 꾸준히 이용한 노인은 장기 기억력, 주의력, 집중력이 향상되고 어휘력이 증가되었으며, 2년간 꾸준히 이용할 경우 치매 발현 시간을 늦추는 데 효과가 있음을 발표하였다.

그림 4-10　AI 스피커와 그 활용

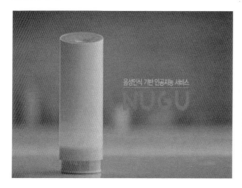

SK텔레콤 AI 스피커 NUGU

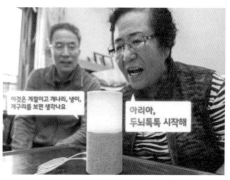

AI 스피커 NUGU 활용하는 노인

④ AI 돌봄로봇 효돌이

한국은 고령사회에 진입하고, 초고령사회에 진입을 앞두고 있는 상황에서 노인 돌봄에 대한 서비스 시장이 지속적으로 확대되고 있다. 그중 AI 로봇을 활용한 노인 돌봄서비스를 각 지자체에서 수행하고 있다.

AI 돌봄로봇 효돌이는 전국적으로 재가 어르신 스마트 돌봄서비스, 노인복지 관, 장애인 복지관, 요양보호센터 등 2020년 6월 기준 1,382대를 계약 및 보급하였 다. 효돌이는 인형에 IoT AI 센서를 탑재하여 양방향적인 돌봄서비스를 제공한다. 인형에는 머리, 왼쪽 귀, 오른쪽 귀, 가슴, 손, 몸에 센서가 부착되어 노인이 해당 센 서를 건드리면 인공지능으로 그에 상응하는 대화를 시작한다.

그림 4-11   AI 노인돌봄 로봇 사례(효돌이)

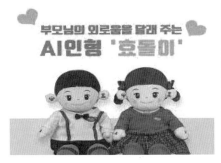
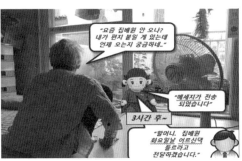

효돌이[5]는 보호자의 스마트폰에 애플리케이션을 설치하여 토이봇을 통해 대상 노인을 모니터링 할 수 있으며, 효돌 회사 내 전용서버에서 노인분들의 개개인 데이 터를 지속적으로 수집, 관리 그리고 분석까지 실시한다.

AI 돌봄로봇 효돌이의 효과는 사용 전에 비해 우울감이 감소하였으며 복약 순 응도가 개선되었다. 우울감은 5.76점에서 4.69점으로 낮아졌으며, 복약 순응도는 2.21점에서 2.67점으로 증가되었다. 그 외에 생활관리 활동의 변화에서 기상/취침, 환기, 약 먹기, 식사하기, 산책하기, 체조하기, 긍정적인 생각하기, 사회적 관계 맺기

---

5   효돌이는 ㈜효돌社에서 고령화 시대에 필요한 서비스, 정책, 솔루션을 연구하는 연구소로, AI 반려로봇 '부모사랑 효돌' 제품을 개발하여 서비스를 제공하고 있음.

가 모두 사전에 비해 좋아진 것을 확인할 수 있다.

그림 4-12 AI 돌봄로봇 효돌이를 통한 생활 관리 활동 변화(전, 후)

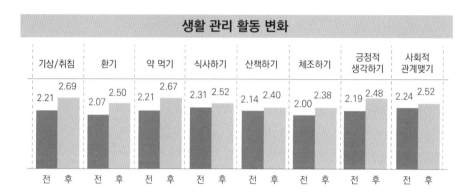

출처: 스튜디오 크로스컬쳐, 시니어 샐활 · 돌봄 AI 서비스 플랫폼, (2020.7. 자료)

4 결론 및 함의

전 세계적으로 고령화가 가속화되면서 노인돌봄의 문제는 꾸준히 증가되고 있다. 노인이 증가됨에 따라 간호인력도 증가되어야 하는데, 반대로 감소되고 있는 인구구조가 사회적으로 문제가 되고 있다. 이를 해결하기 위한 방법으로 4차 혁명과 더불어 의료분야에서 디지털 헬스라는 새로운 분야와 함께 AI로봇과 빅데이터를 기반으로 한 서비스가 주목되고 있다.

그중 AI 로봇은 노인돌봄에 특화되어 개발되고 있으며, 한국을 포함해 세계적으로 시장이 지속적으로 확대되고 있다. 근래에는 AI 노인돌봄 로봇을 활용한 돌봄 사업의 효과가 입증되고 있으며 다양한 연구가 발표되고 있다.

AI 개인돌봄 로봇을 활용한 노인돌봄 서비스가 확대되고 있지만, 간호사 및 케어 담당인력을 대체하기에는 아직 해결해야 할 숙제가 많다.

첫째로는 기술적인 부분이다. 4차 혁명과 함께 디지털 기술이 발전되면서 인공지능과 로봇 기능 등 다양한 부분이 향상되었다. 그러나 로봇은 여전히 인간과 양방향적인 소통과 상호작용을 수행하기에는 무리가 있다. AI 돌봄로봇이 노인을 문제없이 돌보기 위해서는 완전 자율 로봇의 개발로 간병인을 완전히 대체할 수 있을 정도까지 기술이 향상되어야 할 것이다.

둘째로는 비용적인 부분이다. 로봇 시장이 확대됨에 따라 공급의 증대로 가격면에서 접근성이 많이 향상되었다. 그럼에도 AI 개인돌봄 로봇의 상용화는 아직 걸음마 단계이다. 그 이유는 가격의 진입장벽이 높기 때문이다. AI 개인돌봄 로봇의 비용은 적게는 100만 원, 많게는 수천만 원을 호가한다. 이에 국가와 기업의 투자로 로봇의 공급망 확대 및 인프라 증대가 필요하며, 이를 통해 비용적 접근성을 높여야 할 것이다.

셋째로는 윤리적인 문제이다. 사람은 사회적 동물이기에 사람과 사람 간의 관계에서 다양한 감정과 행복을 얻는다. 그러나 로봇은 인간을 대체하기 위한 수단으로 노인들은 어느 순간 허탈함과 공허함이 밀려올 수 있다. 이때 노인들이 느끼는 사람의 그리움과 사회적 교감과의 괴리를 없애기 위한 연구를 진행할 필요가 있다. 또한, AI 개인돌봄로봇은 카메라, 음성녹음 등 다양한 기능을 통해 정보를 녹화할 수 있기 때문에 인권적인 부분에서 개인정보 침해가 발생할 수 있다.

전 세계가 고령화 시대, 4차 산업혁명 시대, 그리고 비대면 시대에 접어들면서 인공지능과 디지털 기술을 활용한 노인돌봄 시대는 선택이 아닌 필수적인 시대가 되었다. 다만 시기의 문제이다. 이러한 시기가 앞당겨지기 위해서는 AI 노인돌봄 로봇을 통해 치매, 고혈압, 당뇨, 신체적 불편함 등 다양한 질환을 겪고 있는 노인을 돌보기 위하여 안정적인 성능을 우선시 확보해야 될 것이다. AI 노인돌봄 로봇이 안정적인 성능으로 돌봄서비스 시장에서 확대가 된다면 사회적으로 치매노인으로 인해 발생되는 돌봄인력 부족 문제, 치매노인 가족의 정신적 어려움, 항시 모니터링 가능 등 다양한 부분이 개선될 수 있을 것으로 기대된다.

따라서, 디지털 사회적 처방, AI 사회적 처방 등에 대한 효과와 더불어 윤리적인 문제, 가격 등에 대한 심층 연구가 더 필요한 상황이다.

참고문헌

World Health Organization. WHO director-general's opening remarksat the media briefing on COVID-19-11 March 2020. Available at: http://www.who.int/dg/speeches/detail/who-director-general-s-opening-remarks-at-the-media-briefing-on-covid-19---11-march-2020 [accessedon May 29, 2020]

World Health Organization. Coronavirus disease (COVID-19) pan\-demic. Available at: http://www.who.int/emergencies/diseases/novel-coronavirus-2019 [accessed on January 9, 2021].

Korea Disease Control and Prevention Agency (KDCA). KDCA CO\-VID-19 statistical information system. Available at: http://www.mohw. go.kr [accessed on January 9, 2021].

보건복지부, 중앙치매센터, 대한민국 치매현황 2020

Kuo CL, Pilling LC, Atkins JL, Masoli JAH, Delgado J, Kuchel GA, Melzer D. APOE e4 genotype predicts severe COVID-19 in the UK Biobank community cohort. J Gerontol A Biol Sci Med Sci. 2020 May 26:glaa131. doi: 10.1093/gerona/glaa131.

Lim KH, Yang S, Kim SH, Joo JY. Elevation of ACE2 as a SARS-CoV-2 entry receptor gene expression in Alzheimer's disease. J Infect. 2020 Sep:81(3):e33-e34. doi: 10.1016/j.jinf.2020.06.30.

LeVasseur, A. L. (2021). Effects of social isolation on a long-term care resident with dementia and depression during the COVID-19 pandemic.Geriatric nursing, 42(3), 780-781.

World Health Organization. [New release] WHO release first guideline on digital health interventions. 2019.04.17.

서경화. (2020). 디지털헬스의 최신 글로벌 동향. 대한의사협회 의료정책연구소

한국보건산업진흥원, 디지털헬스 산업분석 및 전망연구, 2020

남은우. (2020). COVID-19와 관련된 사회적 고립과 외로움 극복을 위한 사회적 처방 제

도.보건교육건강증진학회지, 37(1), 113-116.

송그룹, 조혜연, & 남은우. (2019). 강원도 한 농촌지역에서의 노인 우울증 경감을 위한 사회적 처방 프로그램의 효과평가. 대한보건연구, 45(4), 77-87.

Carretero, S. (2015). Technology-enabled services for older people living at home independently: lessons for public long-term care authorities in the EU Member States. No. JRC96022. Joint Research Centre (Seville site).

Chapter 05

코로나19 예방과 건강증진

김종구   연세대학교 원주의과대학 가정의학교실 교수

이태식   연세대학교 원주의과대학 가정의학교실 연구강사

한국의 코로나19 현황

1. 전 세계의 코로나19의 확산

코로나바이러스감염증-19(COVID-19)는 2019년 12월 중국 후베이성 우한시에서 처음 발생하였으며, 현재까지 세계적으로 대유행하였다. 2020년 1월 20일 대한민국에서도 첫 확진 환자가 발생하는데, 첫 환자 발생 이후 1~2명 정도의 적은 폭으로 확진자 수가 증가하다가, 2020년 2월 18일 신천지 교인의 확진 판정을 기점으로 대규모 집단감염이 발생하고, 하루 최대 약 800명의 확진자가 나올 정도로 확진자 수의 폭발적인 증가와 급격한 지역 확산이 이루어지게 되었다.

2. 한국의 코로나19 확산 및 변이

국내 코로나19는 유행 시점에 따라 4기수로 나누어 볼 수 있다(그림 5-1). 먼저, 제1기는 2020년 1월부터 8월까지로 볼 수 있으며, 총 14,660명(국내: 12,086명, 해외: 2,574)명의 확진자가 발생하였으며, 치명률은 2.1%이다. 제1기 확진자의 주요감염경로는 신천지 관련이 35.7%, 지역집단발생(병원, 요양병원 포함)이 26.9%, 해외유입이 17.6%이다. 제1기 코로나19 관련 전체 사망자 중 60대 이상이 92.9%이다(그림 5-2).

그림 5-1 코로나19 확진자 발생 2년 추이

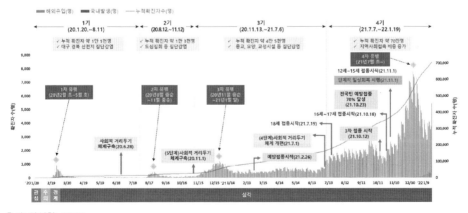

출처: 양성찬, 2022

제2기는 2020년 8월부터 11월까지로 분류될 수 있는데, 이때의 확진자는 13,280명으로 국내 발생은 89.1%(11,820명)이다. 제2기 확진자의 주요 감염경로는 지역집단발생(병원, 요양병원 포함)이 55.9%, 지역사회접촉이 18.3%이었다. 제1기 코로나19 관련 전체 사망자 중 60대 이상이 96.4%로 전 기수 중 가장 높았다(그림 5-2).

제3기는 2020년 11월부터 2021년 7월까지이고 제3기 동안 발생한 확진자 수는 총 133,600명으로 국내 발생은 95.3%를 차지한다. 제3기 확진자의 주요 감염경로는 지역집단발생(병원, 요양병원 포함)이 38.2%, 지역사회접촉이 34.2%이고, 코로나19 관련 전체 사망자 중 60대 이상이 94.8%였다(그림 5-2).

제4기는 2021년 7월부터 2022년 1월 19일까지로 분류할 수 있는데, 확진자는 총 544,360명으로 국내발생은 97.8%이다. 제4기 확진자의 주요 감염경로는 지역사회접촉이 46.4%, 감염경로 조사중이 32.8%, 지역집단발생(병원, 요양병원 포함)이 18.6%이다. 제4기 치명률은 0.81%로 전 기수 중 가장 낮았고, 60세 이상 사망자 비중은 92.0% 이었다(그림 5-2).

그림 5-2 　코로나19 사망자 2년 발생 현황

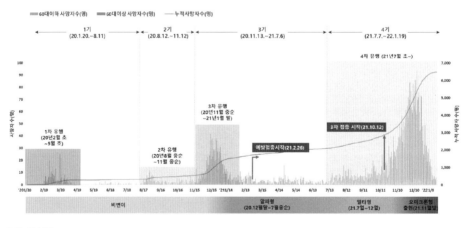

출처: 양성찬, 2022

코로나19 바이러스(Severe acute respiratory syndrome coronavirus 2, SARS-CoV-2)가 원인 병원체이며 변이 바이러스가 지속적으로 출현하고 있다. 2020년 9월

영국에서 알파 변이 바이러스 감염이 보고된 후, 남아프리카공화국에서 유래된 베타형, 브라질에서 유래된 감마형 변이가 보고되었다. 2021년 4월부터는 인도 유래의 델타 변이 바이러스가 전 세계적으로 확산되며 전 세계적인 우세종이 되었다. 이후 2021년 11월 남아프리카공화국에서 오미크론 변이 바이러스가 보고되었고, 오미크론은 빠른 속도로 전파되며 델타를 대신하여 전 세계의 우세종이 되었다.

질병관리청은 2020년 1월 20일 코로나19 바이러스 유전체 분석을 시작하였고 (김일환, 2022), 이후부터 2022년 2월 5일까지 국내 발생 및 해외유입 확진자 대상으로 약 136,000건(국내 121,506건, 해외 14,312건)에 대한 분석을 진행하였다.

2021년 2월부터 질병대응센터 5개소를 중심으로 스파이크(S) 단백질을 타겟으로 하는 유전자 분석을 실시하였고, 2021년 7월부터는 18개 시도보건환경연구원에서 주요 변이 4종(알파, 베타, 감마, 델타)에 대한 변이 PCR 분석을 실시하였다. 이후 2021년 12월 30일부터 권역별대응센터 및 시도보건환경연구원을 중심으로 오미크론 분석을 실시하였다(김일환, 2022).

2021년 4월 확진자 대비 분석률은 16.9%(3,190건)이었고, 7월에는 30.7% (12,689건)로 증가하는 추세를 보였다(그림3). 11월 이후 국내 확진자 수의 증가로 분석률 감소 추세를 보였으나 WHO 및 유럽질병관리예방센터(European Centre for Disease Prevention and Control, ECDC)에서 권고하는 5~10% 이상의 변이 분석이 이루어졌다(그림 5-3).

그림 5-3 코로나19 변이 바이러스 분석 건수 및 확진자 대비 분석률

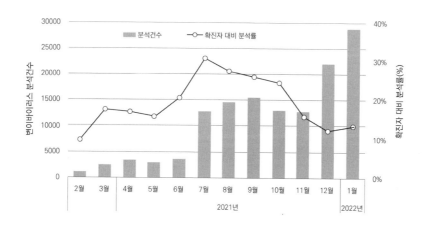

WHO에서 정의한 주요 변이 바이러스에 대해서 2020년 12월부터 2021년 1월까지 주요 변이 바이러스가 총 118,450건 확인되었다(김일환, 2022). 2021년 4월에서 6월까지는 알파, 2021년 7월에서 12월까지는 델타, 2022년 1월부터는 오미크론이 우세종이 되었다(그림 5-4).

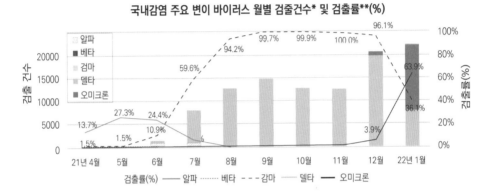

그림 5-4 주요 변이 바이러스(VOC) 확인 건수 및 월별 검출률

*확진일 기준. **변이 바이러스 검출률(%)=(변이 바이러스 수/분석 건수)×100

출처: 김일환, 2022

2 | 한국의 코로나19 대응 전략, 감시체계

1. 한국의 코로나19 대응 전략

한국은 개방성(openess), 투명성(transparency), 민주성(democracy)이라는 3대 원칙에 기반하여 코로나19에 대응하였다(이명화, 2020). 2020년 1월 20일 국내 첫 확진자 발생 이후 한 달여 만에 지역감염에 이르는 상황을 접하면서 코로나 유행 나라발 입국자를 금지할 것인가에 대한 쟁점이 발생하였다. 하지만 한국정부는 개방성과 민주성이라는 원칙에 의거하여 입국 금지 대신 2020년 4월 13일 중국을 포함한 90

개 국가 및 지역을 대상으로 비자 면제와 무비자 입국을 제한하는 조치를 취하였다(그림 5-5).

그림 5-5 코로나19 대응 방안

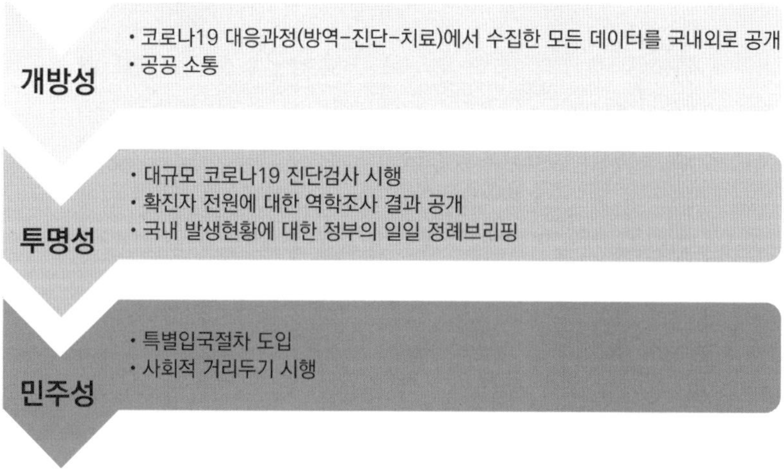

개방성
- 코로나19 대응과정(방역-진단-치료)에서 수집한 모든 데이터를 국내외로 공개
- 공공 소통

투명성
- 대규모 코로나19 진단검사 시행
- 확진자 전원에 대한 역학조사 결과 공개
- 국내 발생현황에 대한 정부의 일일 정례브리핑

민주성
- 특별입국절차 도입
- 사회적 거리두기 시행

출처: 이명화, 2020

　　정부에서는 개방성의 원칙하에 코로나19 백신, 치료제 개발을 위하여 산업계와 학계, 연구계, 병원과 협력하여 연구시설 제공과 병원체 자원 및 임상데이터 등의 핵심 자원을 개방하는 등의 다방면으로 연구 지원을 하였다(그림 5-5). 대한민국의 코로나19 대응 방법에 대해 정부는 임상데이터 공유 등 국제협력연구를 위한 자료를 개방하고 있는데, 이는 코로나19 극복을 위한 국제사회의 연대강화에 중요한 역할을 하고 있다. 문화체육관광부는 경제협력개발기구(OECD), 한국개발연구원 국제정책대학원(KDIS)과 함께 2020년 12월 9일 '코로나19 대응과 회복을 위한 공공소통'을 주제로 국제 화상토론회를 개최하였는데(그림 5-6), 이는 코로나19 극복을 위한 개방성의 일면으로서 국민 소통, 공공 소통, 국가 간 소통을 보여준 것이라 볼 수 있다.

그림 5-6 '코로나19 대응과 회복을 위한 공공소통' 국제화상 토론회 포스터

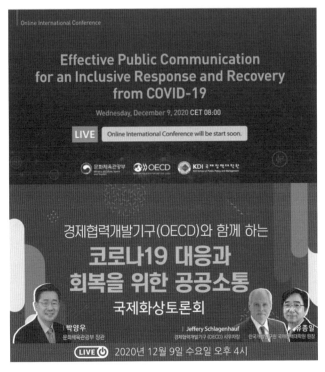

출처: KTV국민방송

엄청난 양의 진단검사를 통해 확진자를 진단하고 확진자의 감염경로를 추적하
여 숨겨진 확진자를 찾아내고 밀접접촉자들을 격리하는 등 선제적인 예방조치를 취
했다. 투명성의 원칙에 의거하여(그림 5-5) 병원, 약국, 해외여행이력정보시스템(ITS),
의약품 안전사용 서비스 등의 연계 등을 통해 의심환자를 보다 빨리 파악하고 신속
하게 조치를 취할수 있도록 했다. 특히 스마트 기술을 통한 신용카드 사용 내역과
CCTV, 휴대폰 GPS 위치 추적을 통해 확진자의 동선을 파악했고, 이는 공식적으로
「코로나19 역학조사 지원시스템」으로 발전되었다(그림 5-7). 「코로나19 역학조사 지
원시스템」은 「감염병 예방 및 관리에 관한 법률」에 기반하여 국토부에서 개발하였
고, 현재 질병관리본부에서 시스템을 이관받아 코로나19 역학조사에 2020년 3월
26일부터 정식 활용 및 운영되고 있다(그림 5-7).

그림 5-7 코로나19 역학조사 지원시스템

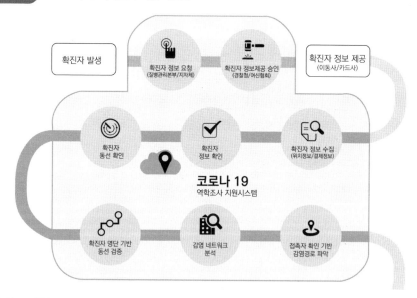

확진자 발생

확진자 정보 요청
(질병관리본부/지자체)

확진자 정보제공 승인
(경찰청/여신협회)

확진자 정보 제공
(이동사/카드사)

확진자
동선 확인

확진자
정보 확인

확진자 정보 수집
(위치정보/결제정보)

코로나 19
역학조사 지원시스템

확진자 명단 기반
동선 검증

감염 네트워크
분석

접촉자 확인 기반
감염경로 파악

출처: 국토교통부

대한민국은 드라이브 스루(Drive Thru) 선별진료소 등의 혁신적인 방법을 동원하여 진단 과정을 가속화하였다. 칠곡 경북대병원에서 처음으로 드라이브 스루 선별진료소가 설치됐고, 고양시가 지방자치단체 중 처음으로 드라이브 스루 선별진료소를 도입하였다. 하지만, 'K방역의 상징'으로 불리던 드라이브 스루 검사소는 교통체증, 워킹 스루에 비한 비효율적 검사 등으로 2021년 12월 23일 기준으로 드라이브 스루 선별진료소는 전국에 단 14곳만이 남았다(그림 5-8). 분명한 것은 정부의 투명성 원칙에 의거한 여러 조치들이 코로나19에 대한 대규모 검사를 가능하게 하였다는 사실이다.

그림 5-8 드라이브 스루 선별진료소

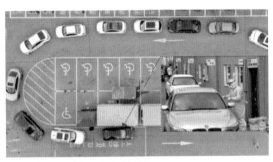

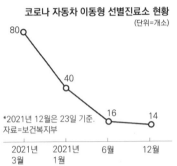

코로나 자동차 이동형 선별진료소 현황
(단위=개소)

*2021년 12월은 23일 기준.
자료=보건복지부

출처: 영남일보, 2020. 02. 27.

대한민국 질병관리본부에서는 코로나19를 '제1급 감염병 신종감염병 증후군'의 법정감염병으로 분류하였다. 검사 대상자는 확진자와 접촉한 후 14일 이내에 발열 또는 호흡기증상이 나타난 자, 의사의 소견에 따라 원인 미상의 폐렴 등 코로나19가 의심되는 자, 해외 방문력이 있고 귀국 후 14일 이내 상기 소견이 보이는 자, 코로나19 국내 집단발생과 역학적 연관성이 있으며 상기 소견이 보이는 자이다. 검사대상자는 선별진료소(보건소, 드라이브 스루, 워킹 스루 등)에 마련된 격리 또는 독립된 공간으로 이동하여 검체를 채취한다.

세계보건기구(WHO)는 코로나19 감염 의심 환자는 역전사효소 중합효소 연쇄반응(reverse transcriptase polymerase chain reaction, RT-PCR) 같은 핵산 증폭 검사로 검사하도록 권고했다. 한국의 질병관리본부와 식품의약품안전처는 WHO가 권고한 대로 역전사효소 중합효소 연쇄반응을 적용했고, 체외 진단 실험키트 사용을 신속하게 허가하였다. 코로나19 검사의 대부분을 이루는 RT-PCR은 일차적 선별검사 분석과 이차적 확진검사 분석이 있다. 선별 검사의 목적유전자는 E gene이고, 확진 검사의 목적유전자는 RdRp gene이다(송기선, 2020). 선별 검사와 확진 검사 목적유전자에서 모두 음성인 경우 음성으로, 모두 양성인 경우 양성으로 결과가 보고되는데, 두 목적유전자의 결과가 서로 다를 경우 미결정 상태로 인식하고 보고한다(표 5-1).

표 5-1 RT-PCR 결과 예시

	Screening test					Confirmatory test				
	PC	NC	FAM (E)	JOE (IC)	Interpretation	PC	NC	FAM (RdRp)	JOE (IC)	Interpretation
1	+	−	+	+	betaCoV (+)	+	−	+	+	2019-nCoV (+)
2	+	−	+	−		+	−	+	−	
3	+	−	−	+	betaCoV (−)	+	−	−	+	2019-nCoV (−)
4	+	−	−	−	Invalid result/ Request	+	−	−	−	Invalid result/ Request
5	+	+	+/−	+/−		+	+	+/−	+/−	
6	−	+	+/−	+/−		−	+	+/−	+/−	
7	−	−	+/−	+/−		−	−	+/−	+/−	

Abbreviations: PC, Positive control; NC, Negative control; FAM, 5−carboxylfluorescein; JOE, d 2', 7'−dimethoxy−4', 5'−dichloro−6−carboxyfluorescein; IC, internal control; E gene, SARS−CoV−2 envelope; RdRP gene, RNA−dependent RNA polymerase; betaCoV, betacoronavirus; nCoV, novel coronavirus.

출처: 송기선, 2020

대한민국은 기업의 진단키트 개발을 장려하고 정부의 긴급사용승인제도를 추진하는 등의 전략으로 진단검사 역량을 강화하였다. '긴급사용승인제도'는 감염병 발생되어 긴급하게 검사 및 진단 장비가 필요한 경우 후보진단 장비 및 시약에 대해 식품의약품안전처 승인하에 한시적으로 신속한 평가 및 심의를 진행하는 제도이다. 승인 후에도 지속적 질 관리 및 검사성능평가가 필요하고 차후에 정식 허가를 필요로 한다. 한국의 진단시약 업체들은 진단키트를 신속히 개발하였고, 일부 업체들은 국내 확진자가 없었던 2020년 1월 초부터 진단키트 개발 프로젝트를 시작했다. 초기에 긴급사용승인된 PCR 검사시약으로는 2020년 2월 4일 PowerCheck 2019-nCoV Real-time PCR(KogeneBiotech, Seoul, Korea) 제품을 시작으로, Allplex 2019-nCoV(Seegene, Seoul, Korea), DiaPlexQ Novel Coronavirus(2019-nCoV) Detection(SolGent, Daejeon, Korea) 및 STANDARD M nCoV Real-Time Detection(SD BIOSENSOR, Osong, Korea) 제품들이 2월 중에 허가 및 출시되었고, 이후 3월에 Real-Q 2019-nCoV Detection(BioSewoom, Seoul, Korea) 및 5월에 BioCore 2019-nCoV Real Time PCR(BioCore, Seoul, Korea)과 careGENE N-CoV RT-PCR(Wells Bio, Seoul, Korea) 들이 추가로 허가받았다.

정부는 한정된 의료자원을 효과적으로 사용하기 위해 중증도에 따른 병상배분 전략을 세웠다(이명화, 2020). 코로나19 발생 초기 당시 모든 확진자는 입원치료를 받

앉다. 하지만 신천지 대구교회 교인 31번 확진자를 기점으로 대구경북을 중심으로 확진자 수가 급증함에 따라 병상 부족으로 자택에서 대기하다가 사망하는 케이스가 속출하게 되어 병상 확보라는 긴급한 이슈가 발생했다. 그래서, 3월 1일을 기점으로 치료시스템 체계를 전환했다. 환자를 중증도에 따라 분류하여 중증환자에게 입원치료를 우선적으로 제고하고(그림 5-2), 무증상 및 경증 확진자에 대하여는 무증상 및 경증 환자에게는 '생활치료센터'라는 별도 시설을 제공하는 형태로 치료시스템을 수정하였다(그림 5-9).

표 5-2 코로나19 환자의 중증도 분류 체계

예시 1) 혈압 등을 측정할 수 없는 경우의 환자 중증도 분류

확진자 구분	분류 기준	보호 방안
무증상	아래 조건 모두 충족 ① 의식 명료 ② 50세 미만 ③ 기저질환 없음 ④ 비흡연자 ⑤ 해열제 복용 없이 37.5도 미만	연수원, 호텔 등 시설 격리
경증	의식 명료하며 아래 조건 하나 이상 충족 ① 50세 미만 ② 5기저질환 1개 이상 ③ 해열제 복용하여 38도 이하	
중증	의식 명료하며 아래 조건 하나 이상 충족 ① 해열제 복용해도 38도 미만 ② 호흡 곤란	감염병 전문병원 국가지정 입원치료병상(음압 중환자실)
위증	의식이 떨어진 경우	국가지정 입원치료병상(음압 중환자실)

예시 2) 혈압, 체온 등을 측정할 수 있는 경우의 환자 중증도 분류

변수	3	2	1	0	1	2	3
맥박(회/분)		≤40	40~50	51~100	101~110	111~130	≥131
수축기 혈압 (mmHg)	≤70	71~80	81~100	101~199		≥200	
호흡수(회/분)		≤8		9~14	15~20	21~29	≥30
체온 (℃)		≤35.0	35.1~36.0	36.1~37.4	≥37.5		
의식 수준				정상	목소리 반응	통증 반응	무반응

* 환자가 급격한 위급 상태인지 여부를 판단하는 기준을 의미

중증도 분류에 대한 조치 사항

점수	위험 정도	모니터링 빈도	조치
0~4	경증 (저위험군)	6~12시간	대증치료 및 증상 경과 모니터링
5~6	중등증 (중등도위험군)	1~2시간	대증치료 및 증상 경과 모니터링
7 이상	중증 (고위험군)	지속	기계호흡 등 필요
7 이상	최중증 (고위험군)	지속	CRRT, ECMO 필요 비가역적 뇌 손상, 다발장기부전, 말기 만성 간 질환 또는 폐 질환, 전이성 종양 같은 사망에 직면한 말기질환을 가진 환자

출처: 코로나바이러스감염증-19대응지침(7판)

환자가 확진되면 시도별로 구성된 의료진이 환자의 중증도를 4단계로 평가한다. 환자의 중증도 분류는 혈압, 체온 등을 측정가능 여부에 따라 현장 상황에 맞게 수정하여 적용한다(표 5-2). 65세 이상 노인, 만성 신질환, 간질환, 폐질환, 심혈관질환자, 암환자, 당뇨환자, 면역억제제 복용환자, 인간면역결핍바이러스(HIV) 감염자, 임신부, 고도비만환자, 투석 및 장기이식 경험자 등의 경우 증상과 상관없이 고위험군으로 분류되어 입원치료를 진행한다.

그림 5-9　대구 생활치료센터 현장 사진, 보건복지부 보도참고자료(2020. 3. 2.), 6쪽.

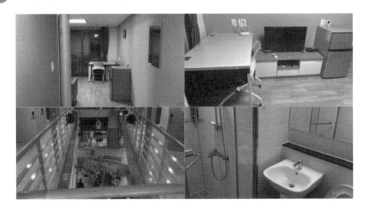

전 세계적으로 코로나19 치료에 대한 불확실성으로 혼란이 생기고, 일부 치료제는 과학적 근거 없이 대중들에게 과대평가되어 혼란이 가중되는 가운데, 대한감염학회와 한국보건의료연구원은 2021년 3월 31일 '코로나19 환자 치료를 위한 최신 근거기반 임상진료지침'을 공동개발 및 발표했다. 상기 지침에서는 코로나19 환자의 치료에 도움이 된다고 알려진 항바이러스제, 스테로이드, 인터루킨 억제제, 인터페론, 회복기 혈장 치료제, 정맥용 면역글로불린을 포함하고, 이에 대한 문헌의 근거 수준 평가 및 권고 등급을 GRADE 방법론을 적용해서 구분하였다(표 5-3).

표 5-3 코로나19 임상진료지침(일부)

구분	CQ	권고문	근거수준	권고등급
항바이러스제	CQ1. Remdesivir	1-1. 산소치료가 필요하지만 인공호흡기나 ECMO 치료까지 필요하지 않은 코로나19 환자에게 렘데시비르(Remdesivir)를 사용할 수 있다.	중등도	B
		1-2. 1번에 해당되지 않는 코로나19 환자들에게 렘데시비르의 투여에 대한 권고를 보류한다.	중등도	I
	CQ2. HCQ +/- azithromycin	코로나19 환자에게 하이드록시클로로퀸(Hydroxychloroquine, HCQ) 단독 투여나 아지스로마이신(azithromycin, AZM)과의 병합 투여를 모두 권고하지 않는다.	높음	C
	CQ3. LPV/r	코로나19 환자에게 로피나비르/리토나비르(lopinavir/ritonavir, LPV/r)의 투여를 권고하지 않는다.	높음	C
	CQ4. 기타 항바이러스제	코로나19 환자에게 파비피라비르(favipiravir), 리바비린(ribavirin), 우미페노비르(umifenovir), 발록사비르(baloxavir marboxil) 등 기타 바이러스 억제 효과가 있다고 알려진 약제 투여는 임상시험 외에는 권고하지 않는다.	낮음	C
	CQ5. 스테로이드	5-1. 중증(severe) 또는 심각한(critical) 코로나19 환자에게 스테로이드(Steroid) 투여를 권고한다	중등도	A

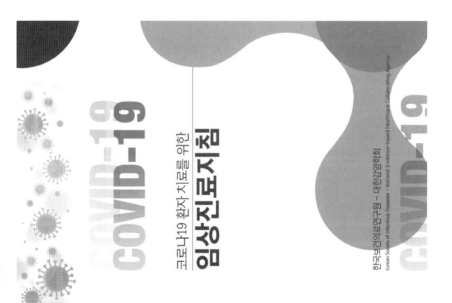

코로나19 환자 치료를 위한
임상진료지침

한국보건의료연구원 - 대한감염학회
Korean Society of Infectious Diseases - National Evidence-based Healthcare Collaborating Agency

1. 국민건강증진종합계획 수립과 변화

대한민국은 1995년 제정된 「국민건강증진법」과 1997년 설치된 국민건강증진 기금을 통해 마련된 건강증진사업 예산과 조직을 기반으로 국민건강증진종합계획 (Health Plan, HP)을 2002년부터 수립하여 왔다(그림13). 국민건강증진종합계획은 질병의 1차 예방과 국민의 건강상태 향상을 위한 범정부적 중장기 종합계획으로 10개년 기준의 종합계획을 수립하고 5년마다 수정된 계획을 발표하고 있다. HP는 건강증진 전 분야를 아우르는 중장기 계획으로 산발적인 건강증진 정책에 대한 통합적인 청사진을 제공하는 동시에 중앙 및 지방 자치단체 사업의 목표를 설정하고 자원을 재분배하는 근거로 활용되고 있다.

현재까지 수립된 국민건강증진종합계획(HP)은 크게 HP2010(2002~2010)과 HP2020(2011~2020)으로 나눌 수 있는데, 세부적으로 HP2010은 5개년을 중심으로 제1, 2차 HP로 나눌 수 있으며 HP2020은 제3, 4차 HP로 구분할 수 있다. 제4차 HP(2016~2020)의 종료와 함께 2021년부터 제5차 HP2030(2021~2030)이 새롭게 시작되었다. 이전의 건강증진사업들은 대부분 시군구 보건소와 공공의료원을 중심으로 수행되어왔으며 사업의 특성상 대면 방식으로 진행되어왔다. 그러나 코로나19 상황에서는 사업 대부분이 대면 방식으로 추진되는 데 한계가 있어 추진 계획에 대한 전반적 수정 및 상황에 대한 점검이 이루어져야 하고 HP가 정상적으로 진행될 수 있는 수정방안을 모색할 필요성이 제기되었다.

표 5-4   국민건강증진종합계획(Health Plan) 개요

	제1차 HP (2002~2010)	제2차 HP (2006~2010)	제3차 HP (2011~2020)	제4차 HP (2016~2020)	HP 2030 (2021~2030)
비전	–	온 국민이 함께하는 건강세상	온 국민이 함께 만들고 누리는 건강세상	온 국민이 함께 만들고 누리는 건강세상	모든 사람이 평생 건강을 누리는 사회
총괄목표	75세의 건강장수 실현이 가능한 사회	건강수명 연장과 건강형평성 제고	건강수명 연장과 건강형평성 제고	건강수명 연장과 건강형평성 제고	건강수명 연장과 건강형평성 제고
방향 (기본원칙)	• 건강 실천의 생활화를 통한 건강 잠재력 제고 • 효율적인 질병의 예방 및 관리 체계 구축 • 생애주기별로 효과적인 건강증진 서비스 제공	• 건강 잠재력 강화 • 질병과 조기사망 감소 • 인구집단 간 건강격차 완화	• 우리나라 환경 변화 전망 반영 • HP 2010 평가 결과 반영 • WHO의 건강 및 건강증진 정의 반영	• 건강수명 연장 및 건강형평성 개선을 목표로 하는 제3차 종합계획의 큰 틀 유지함. • 성과지표 신뢰도 향상 • 목표 달성 여부 평가에 따라 실현 가능한 목표 조정함. • 국민의 요구와 정책 변화에 맞게 과제별 사업 내용 조정함.	• 국가와 지역사회의 모든 정책 수립에 건강을 우선적으로 반영함. • 보편적인 건강 수준의 향상과 건강형평성 제고를 함께 추진함. • 모든 생애과정과 생활터에 적용함. • 건강 친화적인 환경을 구축함. • 누구나 참여하여 함께 만들고 누릴 수 있도록 함 • 관련된 모든 부문이 연계하고 협력함.
사업분야		• 건강생활실천확산 • 예방중심 건강관리 • 인구집단별 건강관리 • 건강환경 조성	• 건강생활 실천확산 • 만성퇴행성질환과 발병위험 요인 관리 • 감염질환관리 • 안전환경보건 • 인구집단 건강관리 • 사업체계 관리	• 건강생활 실천 • 만성퇴행성질환과 발병위험 요인관리 • 감염질환관리 • 안전환경보건 • 인구집단 건강관리 • 사업체계 관리	• 건강생활 실천 • 정신건강관리 • 비감염성질환 예방관리 • 감염 및 기후변화성질환 예방관리 • 인구집단별 건강관리 • 건강 친화적 환경 구축
비고		• 범정부 계획으로 확대 • 24개 중점과제, 108개 세부과제	• 32개 중점과제, 405개 성과지표	• 27개 중점과제, 369개 성과지표	• 28개 중점과제, 400개 성과지표

자료: 김동진 외. (2019). 국민건강증진종합계획 2020 평가. p.4; 관계부처합동. (2021). 제5차 국민건강증진종합계획.

1) 2018년 현재 소득 수준 상위 20%의 건강수명과 소득 수준 하위 20%의 건강수명 간 격차는 8.1세임.
2) 2018년 현재 소득 수준 상위 20% 해당 지자체의 건강수명과 하위 20% 해당 지자체의 건강수명 간 격차는 2.7세이나, 최근의 격차 증가 추세를 반영함.

제1차 국민건강증진종합계획(HP)이 처음 수립될 당시에는 6개의 영역에 대해서 40개의 목표를 정하고 사업이 진행되었다. 이는 제2차 HP으로 개정하면서 사업의 범위를 확장하고, 성과목표를 단기, 중기, 장기 목표로 다양화하였으며, 총괄목표로 건강형평성을 추가하였다(그림 5-4). 제3차 HP부터 계획 단위를 5년에서 10년으로 확대함으로써 장기적인 환경 및 건강결정요인을 고려하였다. 제4차 HP는 건강생활 실천, 만성 퇴행성질환과 발병위험요인 관리, 감염질환 관리, 안전환경보건, 인구

집단 건강관리, 사업체계 관리의 6개 분야, 27개 중점과제, 369개 성과지표(19개 대표 지표), 140개의 세부 사업을 포함하고, 제3차 HP의 큰 틀은 유지하되 과제별 목표 달성 예상도에 따라 내용을 수정하였다.

이러한 지속적인 개정 노력에도 불구하고 국민건강증진종합계획(HP)은 계획의 구성 및 수립과정과 운영상 다음과 같은 여러 한계를 갖고 있는 것으로 보인다(김은아, 2020). 먼저, 수립과정에서 매 계획 차수별 수립위원회가 한시적으로 운영됨으로써 학문적 · 이론적 · 통계적 근거가 부족하다. 그리고 미국 등과 비교하였을 때 계획의 수립 기간이 짧고, 참여하는 이해당사자의 구성이 다학제 간에 보편화되지 않았으며, 그 유형이 제한적이다. 제1, 2차 HP의 경우, 정부의 행정계획으로서 수립되었기 때문에 주로 행정체계 및 가용예산과 같은 실용 가능성에 중점을 두고 있어 계획 전반에 걸쳐 학문적 · 이론적 근거가 부족하였다(김은아, 2020). 제4차 HP은 구성 면에서 제3차 HP의 평가 결과 및 기본 계획의 내용을 포괄적으로 포함 및 연계하지 못하였고, 목표 설정에 대한 근거 제시가 부족하였으며, 성과목표 및 지표와 세부 사업에 건강형평성 제고 원칙을 적절히 반영하지 못하는 등의 문제가 나타났다. 따라서, 다음 5가지 전략을 적용하여 제5차 HP를 수립하였다(김은아, 2020).

첫째, 중점과제별로 논리모형을 도입하고, 이를 기반으로 계획의 구성요소를 유기적으로 연계한다. 더 나아가, 이를 다학제 · 다분야 토론 및 의견 수렴을 통한 다양한 유관 정책환경을 반영함으로써 단기, 중기, 장기 성과목표를 선정하는 데 논리적 의사결정을 지원한다(김은아, 2020).

둘째, 건강형평성 제고를 목표로 설정하여 국민건강증진종합계획(HP) 내에 건강 수준에 대한 사회적 결정요인을 분석하여 제시하고 성과목표에 사회인구학적 건강 격차를 반영하도록 건강형평성 총괄지표를 설정하였다. 더 나아가 건강의 사회적 결정요인은 다부문 · 다수준 · 다학제에서의 접근이 필요하므로 다양한 공공정책 환경에서 논의가 확장되도록 한다(김은아, 2020).

셋째, 신뢰성 있는 자료를 기초로 종합계획이 발전해나갈 수 있도록 장기적인 비전을 가지고 국가사업으로서 종합계획의 건강지표 풀(pool)을 구축 및 관리하며 이를 위해 국민건강증진종합계획을 중점적으로 전담할 조직을 구성한다(김은아, 2020).

넷째, 기존 종합계획 내 세부사업의 목적 및 방향성을 수정 및 재구성한다(김은아, 2020).

다섯째, 종합계획의 거버넌스를 확대하고 수립 주체별 역할을 강화함으로써 운영 체계를 정밀화 · 고도화한다(김은아, 2020).

2. 제5차 국민건강증진종합계획 2030

2021년 1월 제5차 국민건강증진종합계획(2021-2030년)이 발표되었다. 「모든 사람이 평생건강을 누리는 사회」를 비전 및 목표로 설정하였다. 구체적으로 「모든 사람」은 성 · 계층 · 지역에 구분없이 건강형평성을 확보하는 키워드로서 적용대상을 모든 사람으로 확대하였으며, 「평생 건강을 누리는 사회」는 출생부터 노년까지 전 생애주기에 걸쳐 건강권을 보장하고 정부를 포함한 사회 전체를 포괄하는 키워드이다(그림 5-10).

그림 5-10 제5차 국민건강증진종합계획 표어

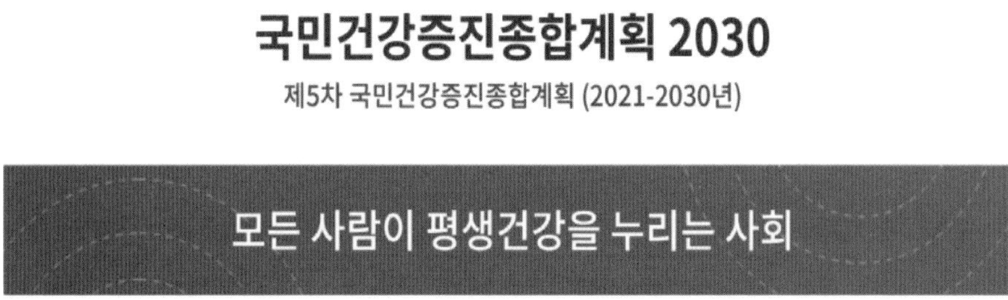

국민건강증진종합계획 2030
제5차 국민건강증진종합계획 (2021-2030년)

모든 사람이 평생건강을 누리는 사회

출처: khealth.or.kr/helthplan

제5차 국민건강증진종합계획(HP)에서는 2030년까지 건강수명 73.3세 달성을 목표로 설정하였고, 건강형평성 부분에서는 건강수명의 소득 간, 지역 간 형평성 확보를 목표로 설정하였다(그림 5-11). 건강수명(Health Life Expectancy)은 평균수명에서 질병이나 부상으로 활동하지 못한 기간을 뺀 기간으로 정의하는데, "얼마나 건강하게 오래 사는가?"에 초점을 맞추고 산출한다. 소득 간 형평성 부분에서는 소득수준 상위 20%의 건강수명과 소득수준 하위 20%의 건강수명 격차를 7.6세 이하로 낮추는 것을 목표로 하였다. 지역 간 형평성 부분에서는 건강수명 상위 20% 해당 지자체의 건강수명과 하위 20% 해당 지자체의 건강수명의 격차를 2.9세 이하로 낮추는 것을 목표로 하였다.

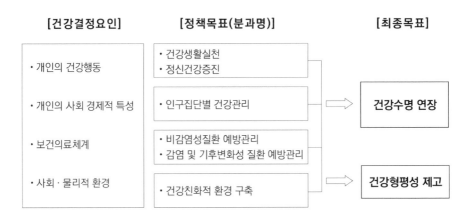

그림 5-11 제5차 국민건강증진종합계획

작성: 기금정책팀

제5차 국민건강증진종합계획은 6가지 기본 원칙하에 진행된다(그림 5-12).

첫째, 건강의 사회적 결정요인을 확인하고, 건강증진과 지속가능한 발전을 도모하기 위한 다부처 · 다분야 참여를 추진한다. 모든 정책에서 건강을 우선적으로 고려하는 제도 도입을 지향한다.

둘째, 중점과제별로 특히 취약한 집단 · 계층을 확인하고, 이들에게 편익이 돌아갈 수 있도록 정책목표와 우선순위를 설정한다. 세부사업 및 성과지표 선정 시 기본적으로 성별 분리지표를 설정하고, 소득 · 지역 등 건강의 사회적 결정요인에 따른 격차 감소를 고려한다.

셋째, 영유아 · 아동 · 청소년 · 성인 · 노인 등 생애주기별 단계와 학교 · 군대 · 직장 등 생활터 내에서 적절한 건강정책이 투입될 수 있도록 정책을 설계한다.

넷째, 모든 사람이 자신의 건강과 안녕(well-being)을 위한 잠재력을 최대한 발휘할 수 있는 사회적 · 물리적 · 경제적 환경을 조성한다.

다섯째, 전문가 · 공무원뿐만 아니라 일반 국민의 건강정책에 대한 의견 수렴 및 일반 국민이 주도적 역할을 하도록 한다.

여섯째, SDGs 등 국제 동향과 국내 분야별/지역별 건강 정책과의 연계성 확보하고, 향후 분야별/지역별 신규 계획 수립 시 지침으로 기능한다.

그림 5-12 **제5차 국민건강증진종합계획의 기본 원칙**

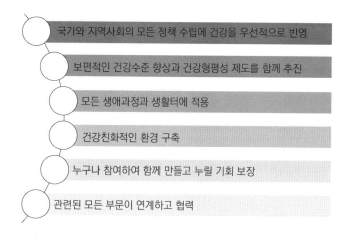

- 국가와 지역사회의 모든 정책 수립에 건강을 우선적으로 반영
- 보편적인 건강수준 향상과 건강형평성 제도를 함께 추진
- 모든 생애과정과 생활터에 적용
- 건강친화적인 환경 구축
- 누구나 참여하여 함께 만들고 누릴 기회 보장
- 관련된 모든 부문이 연계하고 협력

건강수명 연장, 건강형평성 제고라는 최종목표를 달성하기 위하여 건강결정요인별로 우선적으로 달성해야 하는 정책목표를 6개의 분과로 선정하였다. 그리고 각 분과 내에서 우선적으로 추진해야 하는 중점과제를 선정하였는데, 28개 중점과제별 성과지표는 총 400개로 제4차 국민건강증진종합계획(HP)의 성과지표 369개 대비하여 31개가 증가하였다. 성과지표 중 성, 소득, 지역별로 분리되어 있어서 그 격차를 모니터링 할 수 있는 형평성 지표는 176개에 해당하고, 구체적으로는 성별 92개, 소득 16개, 지역 19개, 성별 · 소득 37개, 성별 · 지역 12개가 있다. 그리고 24개 중점과제별 대표지표 64개를 선정하였다(그림 5-13).

그림 5-13 대표지표 선정원칙

○ **모든 중점과제별 1개 이상** 대표지표 선정(단, 6분과 인프라 과제 제외)
○ 중장기 계획 성격에 따라 가능한 **'결과지표'** 중심으로 선정하되, 중점과제 특성에 따라 과정지표 포함
○ **제4차 계획**의 15개 중점과제 및 **19개 대표지표 지속 유지**
  * 단, 환경변화 및 국제적 건강정책 경향에 맞게 일부 지표명 변경

출처: 제5차 국민건강증진종합계획(작성: 기금정책팀)

6분과 중 첫 분과는 건강생활실천 분과이다(표 5-5). 본 분과는 담배 규제 강화 및 청소년 · 청년의 담배 사용을 적극 차단하는 것을 세부목표로 정하였다. 구체적으로는 신종담배의 무분별한 시장진입 차단, 담배 제품 사용 감소를 위한 가격 · 비가격 규제 강화, 청소년 · 대학생 · 군인 등 미래흡연 고위험군 흡연예방사업 강화 등 다양한 접근을 하도록 한다. 1분과는 청소년을 포함한 고위험 음주 예방 및 음주 조장 환경 개선, 건강한 식생활 실천 및 최적의 영양상태 유지 기반 강화, 활동적인 사람과 지역사회 환경 구축, 예방중심의 필수 구강보건의료 서비스 확대를 또한 중점과제로 포함하고 있다.

표 5-5 **(1분과) 건강생활실천**

추진목표

지표명	'18	'30
성인남성 현재흡연율(연령표준화)	36.7%	25.0%
성인여성 현재흡연율(연령표준화)	7.5%	4.0%
성인남성 고위험음주율(연령표준화)	20.8%	17.8%
성인여성 고위험음주율(연령표준화)	8.4%	7.3%
식품 안정성 확보 가구분율	96.9%	97.0%
성인남성 유산소 신체활동 실천율(연령표준화)	51.0%	56.5%
성인여성 유산소 신체활동 실천율(연령표준화)	44.0%	49.3%
영구치(12세) 우식 경험률(연령표준화)	56.4%	45.0%

2분과는 정신건강관리로 자살, 치매, 정신질환의 조기 발견 및 관리 체계를 강화하고 정신건강 서비스에 대한 인식을 개선시키고 지역사회의 지지체계를 확립하는 목표를 두고 있다(표 5-6). 중점 사업으로는 자살 고위험군 포괄적 지원 강화 및 생명존중 문화 조성, 치매 조기진단·관리 등 양질의 서비스 제공 및 치매 친화 환경조성, 알코올·약물 등 중독문제 조기 개입 및 치료 격차 해소, 중증·만성 정신질환자를 위한 지역사회 지지체계 확립이 있다.

표 5-6 (2분과) 정신건강관리

추진목표

지표명	'18	'30
자살사망률(인구 10만 명당)	26.6명	17.0명
남성 자살사망률(인구 10만 명당)	38.5명	27.5명
여성 자살사망률(인구 10만 명당)	14.8명	12.8명
치매안심센터의 치매환자 등록·관리율(전국 평균)	51.5% ('19)	82.0%
알코올 사용장애 정신건강 서비스 이용률	12.1% ('16)	25.0%
정신건강 서비스 이용률	22.2% ('16)	35.0%

3분과는 비감염성질환 예방관리로 비감염성 질환에 대해 전 주기에 걸친 연속적 관리를 위한 다부처, 다기관 협력을 방향으로 두고 있으며 건강형평성의 원칙을 중요시하고 있다(표 5-7). 3분과의 주요 사업에는 암 검진제도 개선 등 예방 가능한 암 발생률 감소, 심뇌혈관질환 예방부터 재활까지 연속적 관리체계 구축, 비만 예방을 위한 통합 거버넌스 및 환경 구축, 그리고 손상으로 인한 사망 및 장애 예방이 있다.

표 5-7 (3분과) 비감염성질환 예방관리

추진목표

지표명	'18	'30
성인남성(20~74세) 암 발생률 (인구 10만 명당, 연령표준화)	338.0명 ('17)	313.9명

성인여성(20~74세) 암 발생률 (인구 10만 명당, 연령표준화)	358.5명 ('17)	330.0명
성인남성 고혈압 유병률(연령표준화)	33.2%	32.2%
성인여성 고혈압 유병률(연령표준화)	23.1%	22.1%
성인남성 당뇨병 유병률(연령표준화)	12.9%	11.9%
성인여성 당뇨병 유병률(연령표준화)	7.9%	6.9%
급성 심근경색증 환자의 발병 후 3시간 미만 응급실 도착 비율	45.2%	50.4%
성인남성 비만 유병률(연령표준화)	42.8%	42.8% 이하
성인여성 비만 유병률(연령표준화)	25.5%	25.5% 이하
손상사망률(인구 10만 명당)	54.7명	38.0명

4분과는 감염 및 기후 변화성 질환 예방관리로, 감염병을 조기에 감지하고 신속하게 진단하는 등의 감염병 대응 기술을 혁신하며 이에 맞는 운영인력과 체계를 구축하는 것을 목표로 한다. 4분과에서도 건강형평성은 중요한 원칙으로 감염병으로 인한 취약계층을 보호하는 것 또한 중요한 목표이다(표 5-8). 4분과의 주요 사업으로는 감염병에 대한 예방 및 관리 강화, 감염병 위기 대비 · 대응, 기후변화 관련 질환의 건강영향 감시, 평가체계 구축 · 운영이 있다.

표 5-8 (4분과) 감염 및 기후변화성 질환 예방관리

추진목표

지표명	'18	'30
신고 결행 신환자율(인구 10만 명당)	51.5명	10.0명
MMR 완전접종률 * MMR: 홍역·유행성이하선염·풍진 3종 혼합백신	94.7%('19)	95% 이상
기후보건영향평가 평가체계 구축 및 운영	-	구축완료

5분과는 인구집단별 건강관리로, 건강형평성이 특히나 강조되고 있는 분과인데 영유아, 청소년의 건강한 성장 지원을 통해 평생건강 토대 마련, 여성, 노인, 장애인 건강을 위한 환경구축, 건강을 지킬 수 있는 근로환경 개선과 군 생활 보장 등을 주

요 목표로 두고 있다(표 5-9). 5분과의 세부목표로 모든 아이들의 안전한 출생과 정상적 성장·발달 보장, 아동·청소년 질병·사고 예방을 통해 평생건강 기틀 형성, 여성의 생애주기별 맞춤형 건강정책 추진, 건강한 노년의 삶을 누리기 위한 노인친화적 건강환경 조성, 장애인 건강증진 및 건강불평등 해소를 위한 예방의료 강화, 근로제도 및 환경개선을 통해 근로자 건강보호, 군별·부대별 필수사업과 특성을 고려한 맞춤형 건강증진을 포함하고 있다.

표 5-9 **(5분과) 인구집단별 건강관리**

추진목표

지표명	'18	'30
영아사망률(출생아 1천 명당)	2.8명	2.3명
고등학교 남학생 현재흡연율	14.1%	13.2%
고등학교 여학생 현재흡연율	5.1%	4.2%
모성사망비(출생아 10만 명당)	11.3명	7.0명
노인 남성의 주관적 건강인지율	28.7%	34.7%
노인 여성의 주관적 건강인지율	17.6%	23.6%
성인 장애인 건강검진 수검률	64.9% ('17)	69.9%
연간 평균 노동시간	1,993시간	1,750시간
군 장병 흡연율	40.7% ('19)	33.0%

6분과는 건강친화적 환경구축으로 정책 전반에 건강을 고려하기 위한 중앙 및 지방정부 거버넌스와 법·제도 개선을 주요 목표로 설정하였다(표 5-10). 그리고 건강정보 이해력과 혁신적 정보기술을 활용함으로써 건강형평성을 제고하도록 하는 전략을 취하였다. 이를 위해, '모든 정책에 건강을' 실현하기 위한 법·제도 기반 구축, 건강정보 이해 및 활용능력 제고를 통한 건강 형평성 제고, 혁신적 정보기술 활용으로 건강관리서비스 접근성 향상, 국민건강증진기금 효율적 운용을 통한 건강투자 확대 기반 마련, 지역사회 자원 확충 및 거버넌스 구축 등의 주요 사업을 시행하도록 하고 있다.

표 5-10 **(6분과) 건강친화적 환경구축**

추진목표

지표명	'18	'30
성인남성 적절한 건강정보이해능력 수준	-	70.0%
성인여성 적절한 건강정보이해능력 수준	-	70.0%

이상과 같이 제5차 국민건강증진종합계획(HP)은 6개의 분과에 대해 총 28개 중점과제를 포함하고 있으며 총 400개의 세부 성과지표가 있다(표 5-11). 이는 HP2020 성과지표 369개에 대비하여 31개 증가한 것이다. 이 성과지표들 가운데 성, 소득, 지역별로 구분이 되어 있어 건강형평성을 반영할 수 있는 지표는 176개이다.

표 5-11 **HP2030 중점과제별 성과지표 총괄 현황**

연번	중점과제	개수	연번	중점과제	개수
1	금연	36	15	감염병 위기 대비·대응	21
2	절주	23	16	기후변화성 질환	8
3	영양	20	17	영유아	7
4	신체활동	11	18	아동·청소년	15
5	구강건강	16	19	여성	7
6	자살예방	20	20	노인	25
7	치매	20	21	장애인	29
8	중독	7	22	근로자	13
9	지역사회 정신건강	5	23	군인	16
10	암	14	24	건강친화적 법제도 개선	4
11	심뇌혈관질환	34	25	건강정보 이해력 제고	7
12	비만	16	26	혁신적 정보기술의 적용	2
13	손상	17	27	재원마련 및 운용	1
14	감염병 예방 및 관리	20	28	지역사회 지원 확충 및 거버넌스 구축	3

4 코로나19 상황에서 건강증진 현황

대한민국 정부는 2020년 3월부터 사회적 거리두기(Social distance)를 추진하였고, 「코로나19 생활 속 거리두기」 지침을 기반으로 사회적 거리두기, 사적모임 인원 제한, 시설 운영제한, 집합금지, 마스크 착용 의무화 등의 행정조치를 시행하였다. 이러한 한국의 여러 행정조치는 국민들의 일상생활과 건강행태를 변화시켰고, 더 나아가 코로나19 이외의 감염병 발생과 고혈압, 당뇨 등과 같은 만성질환에도 영향을 주었다(조경숙, 2021).

코로나19 유행을 기준으로 일상생활 패턴을 「지역사회건강조사」를 통해 분석한 결과, 실제로 친구, 이웃과 만남 횟수, 대중교통 이용, 그리고 신체활동이 감소하였다(그림 5-11). 전반적인 일상생활 패턴을 반영하는 일상생활변화점수도 56.9점으로 유의하게 변화되었는데 이는 코로나19 유행 이후 생활 전반의 변화가 일어나고 있음을 제시한다.

그림 5-11 **코로나19 유행 이후 일상생활의 변화(조경숙, 2021)**

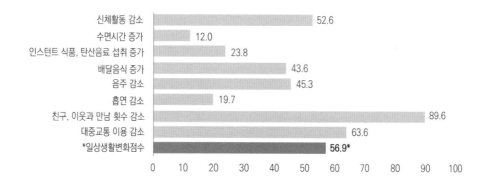

2017년부터 2020년까지 매년 3~7월까지의 만성질환(고혈압, 당뇨병, 심장질환, 뇌혈관질환, 암)의 건강보험 이용자수를 전년 대비 증감율 기준으로 분석한 결과를 볼 때, 당뇨병, 심장질환, 뇌혈관질환, 암, 근골격질환과 같은 만성질환에서 2020년에 증가율의 폭이 뚜렷하게 줄어들었다. 이는 코로나19 유행 기간 동안 한국인의 의료

Chapter 05 코로나19 예방과 건강증진 ▪ 153

이용일수가 전년 대비 11.9% 감소한 결과와 일치하여 코로나19로 인한 의료이용의 감소가 만성질환 관리에 부정적인 영향을 미친 것으로 이해할 수 있다(조경숙, 2021). 코로나19 대응의 일환으로서 여러 행정조치들과 국민인식은 만성질환의 예방과 치료서비스에 대한 의료 접근성을 낮추고, 개인의 건강검진 수급률을 낮추는 등의 국민건강을 악화시키고 질병부담을 가중시킬 수 있는 건강행태변화를 보일 것이라는 우려를 나타내고 있다(조경숙, 2021).

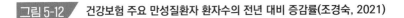

그림 5-12   **건강보험 주요 만성질환자 환자수의 전년 대비 증감률(조경숙, 2021)**

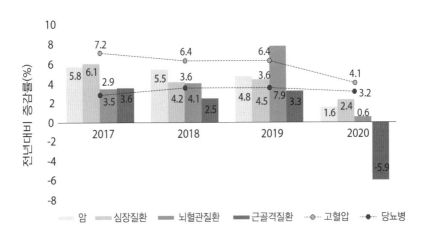

일상생활 패턴의 변화로 인한 비만과 같은 건강 문제와 만성질환 관리에 의한 의료 접근성이 감소하는 문제는 이를 대체하는 건강관리상품 및 관련사업에 대한 필요성을 제기하고 있다. 이러한 흐름 가운데, 코로나19 이후 면역력에 도움을 주는 식품들이 주목을 받고 있다. 대표적인 예로, 백신과 치료제가 없는 메르스(MERS) 유행 당시 대한영양사협회와 사단법인 한국식품커뮤니케이션포럼(KOFRUM)에서 발표한 '면역력 증강 식품 10가지 플러스(+1)'로 코로나19 유행 당시 다시금 관심이 높아졌다(그림 5-13). 2020년 식품산업통계정보의 '건강기능식품 소비 행태 파악' 보고서에 따르면 면역력 강화와 관련이 있다고 알려진 건강기능식품을 구매하는 비율이 높았고, 구체적으로는 비타민, 홍삼, 유산균, 오메가3 순이었다.

그림 5-13 현미, 마늘, 파프리카, 고구마, 고등어, 돼지고기, 홍삼, 표고버섯, 견과류, 요구르트, 햇볕(플러스 원)

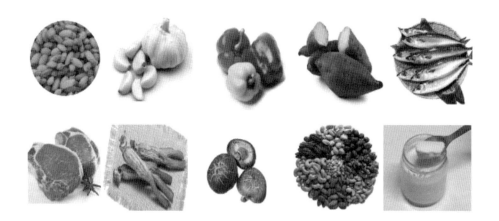

출처: 대한영양사협회 및 인하대병원 영양정보 교육자료

　이에 맞추어 보건복지부는 농림축산식품부, 식품의약품안전처와 공동으로 국민
의 건강하고 균형잡힌 식생활수칙을 제시하는 「한국인을 위한 식생활지침」을 2021
년 4월 14일에 발표하였다(그림 5-14). 식생활지침은 일반 국민이 건강한 식생활을
위해 쉽게 이해할 수 있고 일상생활에서 실천할 수 있도록 제시하는 권장 수칙으로,
「국민영양관리법」에 근거하여 2016년 「국민 공통 식생활지침」을 발표한 이후 5년
만에 마련되었다.

그림 5-14 한국인을 위한 식생활지침

건강한 식생활을 위해 일반 대중들이 쉽게 이해할 수 있고 일상생활에서 실천할 수 있도록 제시하는 권장 수칙입니다.

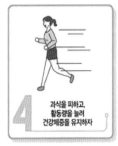

4 과식을 피하고,
활동량을 늘려
건강체중을 유지하자

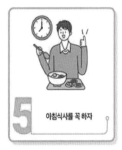

5 아침식사를 꼭 하자

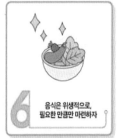

6 음식은 위생적으로,
필요한 만큼만 마련하자

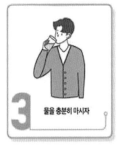

3 물을 충분히 마시자

한국인을
위한

9 가지

식생활
지침

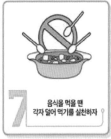

7 음식을 먹을 땐
각자 덜어 먹기를 실천하자

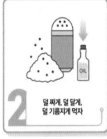

2 덜 짜게, 덜 달게,
덜 기름지게 먹자

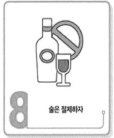

8 술은 절제하자

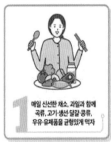

1 매일 신선한 채소, 과일과 함께
곡류, 고기·생선·달걀·콩류,
우유·유제품을 균형있게 먹자

보건복지부

사단법인 대한영양사협회

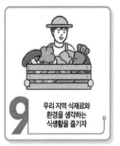

9 우리 지역 식재료와
환경을 생각하는
식생활을 즐기자

보건복지부와 한국건강증진개발원은 코로나19 장기화에 따른 국민 건강 상태 악화에 대비하여 대중의 건강관리와 면역력 증진을 위한 「코로나19, 건강생활 수칙」 을 개발했다. 이번 건강생활 수칙은 국내 의학 · 영양 · 신체활동 등 여러 분야의 전 문가와 관련 학회 의견을 수렴하는 등의 다학제 · 다분야 간 토의를 통해 마련하였다 (그림 5-15). 기존의 다양한 코로나19 관련 수칙들이 코로나19 감염 방지를 위한 개 인위생을 위주로 제공된 수칙이라면 「코로나19, 건강생활 수칙」은 영양, 신체활동, 마음건강, 질환예방 중심으로 현재 코로나19로 인해 발생하고 있는 비만, 만성질환 에 대한 의료 이용 감소, 검진 수검률 감소 등과 같은 여러 건강증진과 질병관리에 영향을 비치는 문제에 대한 이슈와 관련된 것으로 건강증진을 도모하고 있다.

그림 5-15 **코로나19 건강생활 수칙**

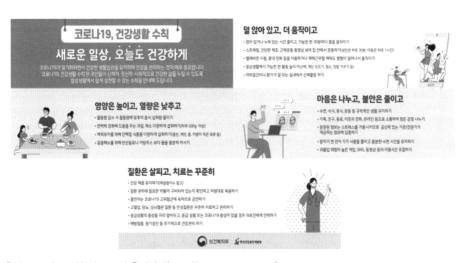

출처: 코로나19 대한민국 공식 홈페이지(http://ncov.mohw.go.kr/)

보건복지부와 한국건강증진개발원은 코로나19로 인한 일상생활 패턴 변화, 비 만, 만성질환에 의한 국민건강 악화를 예방하고, 일상 속에서 건강을 지키는 신체활 동을 꾸준히 지속할 수 있도록 걷기 활성화를 권장하고 있다. 이를 통해 질병을 예방 하고 국민건강증진을 위하여 「한국인을 위한 걷기 지침(가이드라인)(이하 걷기 가이드라 인)」을 개발하였다(그림 5-16). 다학제 전문가 토론을 통해 콘텐츠 개발을 하였고, 전문적이고 실제적인 가이드라인으로 포스터와 영상이 동시에 제작되었으며, 정부기관을 통해 대중들이 쉽게 접근할 수 있도록 플랫폼을 구축하였다.

「한국인을 위한 걷기 가이드라인」의 구체적 내용은 다음과 같다: ① 시선: 10~15m 전방을 향한다. ② 호흡: 자연스럽게 코로 들이마시고 입으로 내쉰다. ③ 턱: 가슴 쪽으로 살짝 당긴다. ④ 상체: 5도 앞으로 기울인다. ⑤ 팔: 앞뒤로 자연스럽게 흔든다. 팔꿈치는 L자 또는 V자 모양으로 자연스럽게 살짝 구부린다. ⑥ 손: 주먹을 달걀을 쥔 모양으로 가볍게 쥔다. ⑦ 몸: 곧게 세우고 어깨와 가슴을 편다. ⑧ 엉덩이: 심하게 흔들지 않고 자연스럽게 움직인다. ⑨ 다리: 십일자로 걸어야 하며, 무릎 사이가 스치는 듯한 느낌으로 걷는다. ⑩ 체중: 발뒤꿈치를 시작으로 발바닥, 그리고 발가락 순으로 이동시킨다. ⑪ 보폭: 자기 키(cm)-100 혹은 자기 키(cm)에 0.45를 곱하고 보폭을 일정하게 유지한다.

그림 5-16 한국인을 위한 걷기 가이드라인

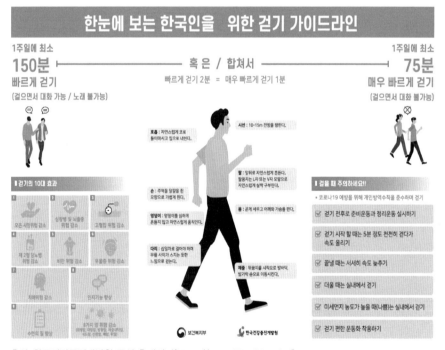

출처: 한국건강증진개발원 공식 홈페이지(https://www.khealth.or.kr/)

보건복지부와 한국건강증진개발원은 아동건강증진을 위해 초등학생 1~2학년을 대상으로 '건강한 돌봄놀이터' 사업을 시행하였다. 건강한 돌봄놀이터는 초등돌봄교실 또는 지역 아동 센터를 기반으로 초등학생 1~2학년 아동이 놀이형 영양 및 신체활동 프로그램 통해 건강생활 실천을 향상하도록 돕는 것으로 건강생활 실천을 교육하고 이를 유도하여 비만을 예방하는 것을 목표로 한다. 2016년 사업을 개발하여 약 2년간의 시범운영을 통해 사업의 효과성을 입증하였고, 이를 바탕으로 2018년부터 전국 단위 사업으로 확대하여 운영하고 있다. 2020년 코로나19로 인해 등교 중지 및 지역아동센터 이용이 제한되는 상황 속에서도 전국 102개의 보건소, 24개의 초등학교 및 49개의 지역아동센터에 참여한 약 7,600명의 아동에게 건강한 돌봄놀이터 프로그램이 제공되었다(그림 5-17). 프로그램 참여 전·후에 비만율 감소, 신체활동 형태 개선, 식생활 행태 개선 및 높은 사업 만족도의 결과를 나타냈다. 즉, 건강한 돌봄놀이터사업 결과, 코로나19로 인한 어려움 가운데에서도 아동 비만율 감소 및 참여 아동의 신체활동 습관 개선 등의 성과가 있었다고 볼 수 있다.

그림 5-17 건강한 돌봄 놀이터 운영 사례

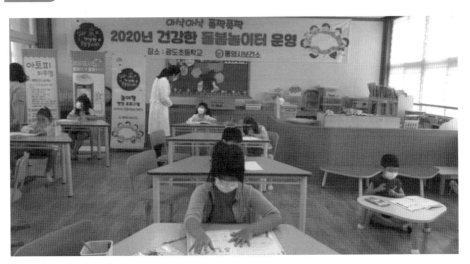

출처: 뉴스프리존, 2020. 09. 11.

5 원주시의 건강 현황

원주시의 2019년 지역사회 건강조사 결과를 보면 우울감 경험률, 연간 음주자의 고위험음주율, 스트레스 인지율, 현재 흡연율, 월간 음주율이 전국 수준보다 높은 것을 알 수 있고, 비만율, 고혈압 진단 경험률, 연간 사고중독 경험률, 연간 미충족 의료율이 전국 수준보다 낮은 것으로 보고되었다. 현재 흡연자의 금연 시도율, 연간 절주 또는 금주 시도율, 암 검진율, 양호한 주관적 건강수준 인지율은 전국 수준보다 높았고, 고혈압 및 당뇨병 현재 치료율, 걷기실천율, 중등도 이상 신체활동 실천율은 전국 수준에 비해 낮은 것으로 보고되었다(그림 5-18).

그림 5-18 2019 원주시 건강수준

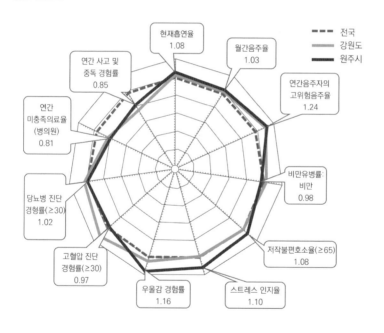

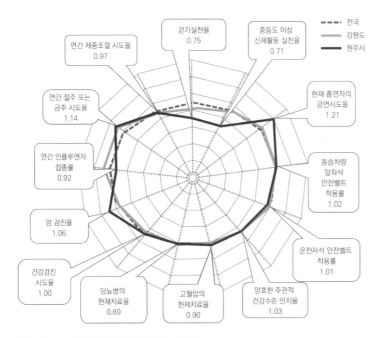

출처 : 2019 지역사회건강통계 강원도 원주시

원주시의 2020년 지역사회 건강조사 결과를 보면 연간음주자의 고위험음주율, 현재흡연율, 스트레스 인지율, 연간 사고 및 중독 경험률, 월간 음주율, 연간 미충족 의료율이 전국 수준보다 높은 것을 알 수 있고, 반면에 당뇨병 진단 경험률, 자가 보고에 의한 비만율, 고혈압 진단 경험률, 우울감 경험률은 전국 수준보다 낮은 것으로 보고되었다. 본인의 혈당수치 인지율과 혈압수치 인지율은 전국 수준보다 높은 것으로 조사되었고, 고혈압과 당뇨병의 현재치료율도 전국 수준보다 높았으나 양호한 주관적 건강수준인지율, 걷기실천율, 건강생활실천율 그리고 중등도 이상 신체활동 실천율은 전국 수준보다 낮은 것으로 보고되었다. 특히 걷기실천율, 건강생활 실천율과 중등도 이상 신체활동 실천율은 전국 평균에 비해 78~51% 수준으로 특히 건강증진을 위한 운동 및 신체활동과 생활습관 실천이 부족한 것으로 나타났다(그림 5-19).

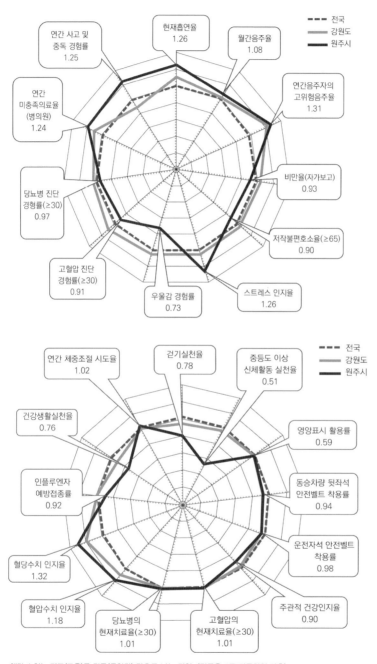

그림 5-19 2020 원주시 건강수준

- - - 전국
― 강원도
― 원주시

현재흡연율 1.26
연간 사고 및 중독 경험률 1.25
월간음주율 1.08
연간 미충족의료율 (병의원) 1.24
연간음주자의 고위험음주율 1.31
당뇨병 진단 경험률(≥30) 0.97
비만율(자가보고) 0.93
고혈압 진단 경험률(≥30) 0.91
저작불편호소율(≥65) 0.90
우울감 경험률 0.73
스트레스 인지율 1.26

- - - 전국
― 강원도
― 원주시

연간 체중조절 시도율 1.02
걷기실천율 0.78
중등도 이상 신체활동 실천율 0.51
건강생활실천율 0.76
영양표시 활용률 0.59
인플루엔자 예방접종률 0.92
동승차량 뒷좌석 안전벨트 착용률 0.94
혈당수치 인지율 1.32
운전자석 안전벨트 착용률 0.98
혈압수치 인지율 1.18
당뇨병의 현재치료율(≥30) 1.01
고혈압의 현재치료율(≥30) 1.01
주관적 건강인지율 0.90

해당 수치는 지표(조율)를 전국(중앙값) 같으로 나눈 것임. (전국을 1로 기준하여 산출)

출처: 2020 지역사회건강통계 강원도 원주시

2019년과 2020년의 원주시의 건강수준과 행태를 비교해보면 연간 미충족의료율이 증가하였고 스트레스 인지율이 상대적으로 증가하였으며, 고혈압 및 당뇨병의 진단율이 낮아진 경향을 보이는 것을 알 수 있는데, 이는 코로나19로 인해 의료이용이 줄어든 부분이 관련이 있을 것으로 보인다. 또한 양호한 주관적 건강수준 인지율과 걷기 실천율, 중등도 이상 신체활동 실천율은 2019년에 비해 2020년에 상대적으로 더 낮아진 경향을 보였으며, 이 부분도 코로나19로 인한 사회적 거리두기와 방역지침의 영향으로 기인한 부분이 있다고 보여진다. 현재흡연율과 연간 음주자의 고위험음주율은 상대적으로 전국 대비 증가한 경향을 보여 원주시의 전체적인 건강수준은 2019년 대비 2020년에 나빠진 것으로 판단이 되고, 일정 부분 코로나19의 확산이 영향을 미쳤을 것으로 보여진다.

6 원주시민의 건강도시 요구도

원주시는 세계보건기구 건강도시로 선정되어 2006년부터 1기(2006~2010년), 2기(2011~2020년)에 이어 3기(2022~2026년)로 접어드는 2021년 건강도시 5개년 계획을 수립하기 위해 시민의 건강 요구도 조사를 실시하였다. 연세대학교 건강도시연구센터(센터장: 남은우 교수)에서는 이를 위해 20세 이상의 원주시민을 대상으로 대상자를 선정하여 「건강도시 원주 기본계획 1기(2006-2010), 2기(2011-2020)」에서 사용한 조사도구를 바탕으로 전문가와의 두 차례 회의를 통하여 개발한 설문도구로 설문조사를 실시하였다.

건강도시사업에 대한 시민들의 요구도 조사 결과 체육시설 확충, 건강검진 사업, 걷기 좋은 길, 걷기 대회와 같은 인프라 구축, 공원 조성, 친환경 사업(전기차 보급, 생활 쓰레기 제로화 운동 등) 이 요구도가 높은 사업으로 조사되었다(표 5-12).

표 5-12　건강도시사업 요구도

순위	건강도시 사업명	복수응답(987명)	
		명	%
1	체육시설 확충	245	24.8
2	건강검진 사업	164	16.6
3	걷기 사업(걷기 좋은 길, 걷기 대회, 인프라 구축)	137	13.9
4	공원 조성	111	11.2
5	친환경 사업(생활쓰레기 제로화 운동, 전기차 보급 등)	81	8.2
6	금주 금연 사업	75	7.6
7	노인 복지사업(일자리, 건강)	67	6.8
8	자전거 도로 사업	65	6.6
9	녹지 조성	44	4.5
10	청소년 문화활동, 범죄예방사업	43	4.4
11	교통안전시설 확충	43	4.4
12	인도, 도로 환경 개선	37	3.7
13	원주천 개발, 정비, 관리	36	3.6
14	둘레길 사업 확충	36	3.6
15	영유아, 어린이 건강 증진사업	33	3.3
16	정신건강센터/정신건강 프로그램 확충	32	3.2
17	대중교통 확충	30	3.0
18	깨끗한 도시환경 조성	30	3.0
19	산책로 조성	29	2.9
20	치매예방 프로그램	25	2.5

출처: 지역주민 요구도조사 결과보고서

　　건강도시사업 평가 결과에서는 건강도시 원주시가 잘한 점으로 둘레길 조성이 가장 많았으며, 걷기 좋은 길 조성, 걷기 대회 프로그램 운영, 체육시설 조정과 확충, 노인지원 사업 등의 순으로 나타났다(표 5-13).

표 5-13　건강도시 원주가 잘한 점

순위	건강도시 원주가 잘한 점	복수응답(434명)	
		명	%
1	둘레길 조성	93	21.4
2	공원 조성	61	14.1
3	걷기 좋은 길 조성	44	10.1
4	걷기 대회 프로그램 운영	42	9.7
5	체육시설 조성 및 확충	24	5.5
6	노인지원 사업(건강관리, 일자리 지원)	19	4.4

7	가로수 조성·조경사업	16	3.7
8	자전거 도로 조성	14	3.2
9	도시환경 정비	13	3.0
10	원주천 환경 조성	12	2.8

출처: 지역주민 요구도조사

건강도시 원주시가 미흡한 점으로는 건강도시 홍보 부족이 32.9%로 가장 많았으며, 체육시설 부족, 자전거 도로 부족 및 관리 미흡, 도시 환경 개선 부족, 농촌-도시 간 개발 격차, 과도한 가로수 조성사업 등의 순으로 나타났다(표 5-14).

표 5-14 건강도시 원주가 미흡한 점

순위	건강도시 원주가 미흡한 점	복수응답(432명)	
		명	%
1	건강도시 홍보 부족	142	32.9
2	체육시설 부족	23	5.3
3	자전거 도로 부족·관리 미흡	16	3.7
4	도시환경 개선 부족(상수도, 미세먼지, 매연)	15	3.5
5	농촌-도시 간 개발 격차	11	2.5
6	과한 가로수 조성사업	10	2.3
7	일부 지역의 공원 부족	9	2.1
8	코로나 지원 부족	8	1.9
9	건강도시 프로그램 다양성 부족	8	1.9
10	건강 관련 시설의 관리 부족	6	1.4

원주시의 코로나19 대응능력에 대해서는 적절하다고 응답한 대상자가 41.6%였고 적절하지 않다는 응답은 21.9%였다(그림 5-20).

그림 5-20 원주시의 코로나19 대응 능력

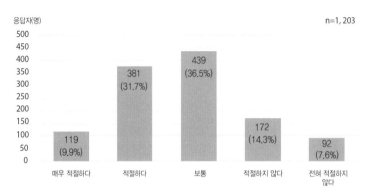

응답재(명)   n=1,203

출처: 지역주민 요구도조사 결과보고서

코로나19 예방을 위해 필요한 활동으로 요구도가 높았던 사업은 코로나19 백신 접종이 52.4%로 가장 많았고, 거리두기 지침 강화 및 세부 지침 마련, 방역물자 지원(마스크, 체온계, 소독제 등), 위기대응 소통 등의 순이었다(표 5-15).

표 5-15   코로나19 예방을 위해 필요한 활동

순위	코로나19 정책/사업명	복수응답(664명)	
		명	%
1	코로나19 백신 접종	348	52.4
2	거리두기 지침 강화 및 세부 지침 마련	260	39.2
3	방역물자 지원(마스크, 소독제, 체온계 등)	137	20.6
4	시민과의 위기대응 소통	103	15.5
5	방역수칙 위반자 처벌(마스크, 모임 등)	90	13.6
6	정확한 동선정보 공유	51	7.7
7	코로나19 재난지원금 지급	13	2.0
8	방역조치 강화	12	1.8
9	개인 위생 강화	11	1.7
10	유흥업소 방문 통제	11	1.7
11	건강약자 우선 지원	8	1.2
12	거리 내 흡연으로 인한 마스크 미착용 단속	8	1.2
13	방역수칙 적극적인 홍보	8	1.2
14	코로나19 선별진료소 확충	6	0.9

출처: 지역주민 요구도조사 결과보고서

7 결론 및 함의

2019년 12월 중국 우한시에서 발생한 코로나19는 세계적으로 대유행을 하며, 현재에 이르고 있다. 국내에서는 2020년 1월 20일에 첫 확진 환자가 나오고 2022년 3월 약 413만 명이 확진되었고 11,000여 명이 사망하였다. 특히 오미크론이 우세종이 되고 나서는 1일 신규 확진자수가 30여만 명을 넘어서고 있다.

코로나19의 대유행에 따라 한국정부는 개방성, 투명성, 민주성의 3대 원칙에 따라 코로나 19에 대응하였고, 선제적 진단 검사, 확진자의 감염경로 추적, 밀접 접촉자에 대한 예방적 조치, 또한 스마트 기술, 해외여행 이력정보시스템 등 다양한 기술과 시스템을 이용한 역학조사 시스템을 운영하였다. 환자 진료를 효과적으로 하기 위해 환자의 중증도에 따라 코로나 전담병원의 입원치료, 생활치료센터의 입소 치료 등 다양한 전략을 마련하였고, 코로나19 환자 치료를 위한 근거 기반 임상진료지침을 조기에 수립하여 진료에서의 혼란을 최소화하고 관련 정보를 지속적으로 업데이트하여 진료 수월성을 증진하였다.

그럼에도 불구하고 코로나19로 인한 사회적 거리두기와 방역지침에 의해 사회적 활동이 감소하였고, 일상생활의 변화를 야기하여 건강증진을 저해한 것으로 나타났다. 친구, 이웃 등과의 만남 횟수의 감소, 대중교통 이용의 감소는 사회적 고립감의 증가와 관련이 있는 것으로 보였으며, 신체활동의 감소, 인스턴트 식품의 섭취 증가, 배달음식 이용 증가는 비만율의 증가에 영향을 미친 것으로 보인다. 또한 건강보험 주요 만성질환자의 감소는 정부의 여러 방역지침과 행정조치들로 인해 만성질환 예방과 관리를 위한 의료서비스 접근성을 낮추고 건강검진 수검률을 낮추는 등 건강증진 저해와 관련된 변화를 가져온 것으로 보인다.

이에 따라 보건복지부와 건강증진개발원에서는 코로나19 장기화에 따른 건강생활 수칙을 개발하여 배포, 홍보하였고, 신체활동 증가를 위해 걷기 지침을 개발하였으며, 아동 건강증진을 위한 돌봄 프로그램을 개발 운영하였다.

지역사회건강 조사를 통한 통계에서 보면 원주시의 경우에도 코로나19 전과 후에 분명한 건강생활형태의 변화를 볼 수 있는 부분이 있었는데, 고위험음주율의 경우 코로나19 상황에서 집에서 혼자 음주를하는 혼술이 많아지면서 증가한 경향을 보이고, 걷기실천율이나 건강생활 실천율 및 중등 이상 신체활동 실천율이 더 뚜렷하게 줄어든 것을 확인할 수 있었다. 또한 당뇨병 진단 경험률, 고혈압 진단 경험률의 감소는 만성질환 관리와 관련된 의료 이용의 감소와 관련이 있고, 이는 사회적 거리두기로 인한 의료 접근성의 감소와 연관이 있다고 여겨진다.

전반적으로 2019년 대비 2020년에 건강수준은 안 좋아진 것으로 조사되어 코로나19의 확산이 영향을 지역주민의 건강생활과 건강수준에 영향을 미친 것으로 판단된다.

원주시는 WHO 건강도시로 건강도시 5개년 계획을 정기적으로 수립하여 시민의 건강과 안전을 위한 정책을 수립해오고 있다. 건강도시사업에 대한 시민들의 요구도 조사 결과 체육시설 확충 걷기 사업을 통한 인프라 구축, 걷기 대회 개최, 공원 조성 등 신체활동을 증진할 수 있는 인프라에 대한 요구가 많았고, 건강검진 사업을 통한 만성질환 예방과 관리의 요구가 많았다. 이에 맞추어 건강도시 사업 가운데 둘레길 조성, 공원 조성, 걷기 좋은 길, 걷기 대회 프로그램의 만족도가 높은 것으로 보여 시민의 요구에 부합하나 전체적인 수요에는 아직 미치지 못한 것을 볼 수 있다.

국내 건강증진정책에 대한 요구도 조사를 보면 중요도 정책 요구도에서 만성질환 관리와 건강증진이 가장 높은 것으로 보고되었고, 건강증진 분야에서는 신체활동과 금연이 가장 높게 나타났는데 이는 원주시의 경우에도 같은 경향을 보였다.

코로나19 대유행으로 인한 건강수준의 저하와 건강생활행태의 변화는 역설적으로 건강증진에 대한 요구를 높이고 건강증진정책의 제고와 실행계획의 다각화, 국가종합계획의 수립, 효율적인 모니터링과 평가를 위한 모니터링 체계 수립이 필요한 것으로 보인다.

코로나19의 상황에서 건강증진과 관련된 비대면 서비스의 다양한 시도와 확산이 있었으나 그 효과에 대해서는 한계가 있는 것으로 판단이 된다. 특히 일방적인 서비스의 제공과 교육은 효과가 낮았다는 보고가 많았다. 하지만 비대면 서비스는 대면 서비스를 보완할 수 있고, 대면 및 비대면 서비스와 활동이 잘 설계되어 있는 건강증진 프로그램의 경우 건강생활습관 실천과 변화를 위한 동기 부여, 정보 제공 등에 장점이 있음을 알 수 있다.

또한 건강증진 영역에서 인공지능과 디지털 헬스 관련 기술의 접목과 활용은 앞으로 매우 중요하게 부각될 수 있는 부분으로 지속적이고 반복적인 정보의 제공과 지원은 디지털 헬스 기술을 통해 건강증진 서비스의 효율성을 높일 수 있을 것으로 기대된다. 신체활동의 증가를 위한 인프라 구축과 프로그램 수립에 대한 요구도가 많은 원주시의 경우에도 인공지능 및 디지털 헬스 서비스의 제공은 인프라 격차의 해소를 일부 기대할 수 있겠고, 자가에서의 건강생활실천을 증진하는 데 기여할 것으로 보인다. 다만, 서비스 접근성, 이용 능력에 있어 취약한 계층에 대한 고려와 접근성에 제한이 있는 이용자에 대한 분석, 그 결과에 부합하는 서비스 설계를 통해 디지털 헬스 서비스의 활용을 높이도록 하는 노력이 필요할 것이다.

참고문헌

김은아, 오유미, & 조성일. (2020). 국민건강증진종합계획 2030 의 수립 개선 전략: 작성지침 준수도 평가를 통하여. 보건교육건강증진학회지, 37(1), 33-44.

김일환, 박애경, 이혁진, 김희만, 김준영, 김정아, 노진선, 이채영, 이지은, & 김은진. (2022). 2022년 1월 국내 코로나19 변이 바이러스 발생 현황 및 특성. 주간 건강과 질병, 15(8), 497-510.

송기선, 이유림, 김성민, 김원태, 최정원, 유다현, 유정영, 장경태, 이재왕, & 전진현. (2020). 국내 중증 급성 호흡기 증후군 코로나 바이러스의 검사실 내 진단: 현재, 한계점 그리고 직면한 과제. Korean journal of clinical laboratory science : KJCLS = 대한임상검사과학회지, 52(3), 284-295.

양성찬, 장진화, 박신영, 안선희, 김성순, 박수빈, 류보영, 이선영, 신은정, 김나영, 유명수, 이종걸, 김태영, 강애리, & 권동혁. (2022). 국내 코로나19 확진자 2년 발생 보고서 (2020.1.20.~ 2022.1.19.). 주간 건강과 질병, 15(7), 414-426.

이명화, 박건희, 이다은, 최용인, 오윤환, & 장용석. (2020). 한국의 코로나19 대응 현황과 주요 동인 [South Korea's Responses to COVID-19: Factors Behind]. 정책자료, 1-87. http://www.dbpia.co.kr/journal/articleDetail?nodeId=NODE10619315

조경숙. (2021). 2020년 코로나19 대유행 시기의 감염병 발생 양상과 건강행태 및 의료이용의 변화. 주간 건강과 질병, 14(39), 2750-2764.

2019 지역사회 건강통계 강원도 원주시

2020 지역사회 건강통계 강원도 원주시

건강도시 원주 5개년 기본계획 지역주민 요구도조사 결과보고서 2021

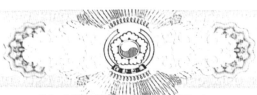

서비스표등록증
CERTIFICATE OF SERVICE MARK REGISTRATION

등 록 제 41-0270261 호
(REGISTRATION NUMBER)

출원번호 (APPLICATION NUMBER)   제 2013-0015215 호

출 원 일 (FILING DATE:YY/MM/DD)   2013년 04월 18일

등 록 일 (REGISTRATION DATE:YY/MM/DD)   2013년 10월 07일

서비스표권자
(OWNER OF THE SERVICE MARK)
    김혜경
    부산광역시 영도구 함지로 35,

서비스표를 사용할 서비스업명 및 구분
(LIST OF SERVICES)

제 41 류

음악심리치료사 양성 학원경영업등 20건   **HS&MT**

위의 표장은 「상표법」에 따라 서비스표등록원부에 등
되었음을 증명합니다.
(THIS IS TO CERTIFY THAT THE SERVICE MARK IS REGISTERED ON THE REGISTER O
INTELLECTUAL PROPERTY OFFICE.)

2013년

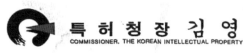

특허청장 김영

COMMISSIONER, THE KOREAN INTELLECTUAL PROPERTY O

존속기간갱신등록신청일은 2023년 10월 07일까지이며 등록원부로 권리관계를 확인바랍니다.

저자 약력

【대표저자】

남은우   연세대학교 소프트웨어디지털헬스케어융합대학장
        연세대학교 의료복지연구소 건강도시연구센터장
        연세대학교 연세글로벌헬스센터장
        연세대학교 디지털헬스케어사업단장(ewnam@yonsei.ac.kr)

김종구   연세대학교 원주의과대학 가정의학교실 교수(kimjk214@yonsei.ac.kr)

김혜경   원주시 행복가득 작은도서관 관장(mtkhk@naver.com)

신동은   연세대학교 원주의과대학 국제보건의료개발연구소 연구교수(shinde@yonsei.ac.kr)

이호철   연세대학교 소프트웨어디지털헬스케어융합대학 보건행정학부 연구교수
        연세대학교 의료복지연구소 건강도시연구센터 선임연구원
        연세대학교 연세글로벌헬스센터 선임연구원(lhc0104@yonsei.ac.kr)

【공동저자】

김지언   연세대학교 의료복지연구소 건강도시연구센터 선임연구원
        연세대학교 연세글로벌헬스센터 선임연구원(jieonkim1219@yonsei.ac.kr)

이태식   연세대학교 원주의과대학 가정의학교실 연구강사(ddasic123@yonsei.ac.kr)

○ 연세대학교 의료복지연구소 건강도시연구센터

연세대학교 의료복지연구소 건강도시연구센터(Yonsei Healthy City Research Center Institute of Health and Welfare)는 2005년 3월에 설립되었다. 건강도시연구센터는 연세대학교 설립이념에 따라서 인류사회의 복지증진과 삶의 질을 향상시키기 위해 설립되었다. 건강도시연구센터는 2006년 세계 건강도시연맹(Alliance for Healthy Cities) 준회원으로 가입하였으며, 같은 해 대한민국 건강도시협의회 창립 멤버로 가입하였다. 주된 연구분야는 국·내외 건강도시사업이며, 에티오피아, DR콩고, 네팔, 파라과이, 페루의 건강증진사업과 연계하여 개발도상국에 소개하고 있다.

○ 연세대학교 빈곤문제국제개발연구원

연세대학교 빈곤문제국제개발연구원(Institute for Poverty Alleviation and International Development: IPAID)은 2010년 3월 23일에 설립되었다. 이는 1990년에 설립하여 운영해 온 정경대학의 '지역발전연구소'를 대학교 부설로 확대 개편한 것이다. '지구적 빈곤문제를 해결하여 인간존엄성을 회복하는 데 기여한다'라는 모토를 바탕으로 연구원은 빈곤퇴치를 위한 학제적(interdisciplinary)이고 다학문적(multidisciplinary)인 융복합 연구를 통해 국내빈곤과 북한빈곤은 물론 아프리카와 아시아 등지의 최빈국 빈곤퇴치연구와 개발도상국가의 지역사회 개발, 보건의료 지원, 기술원조사업, 빈곤해결 거버넌스 및 정책시스템 구축 등을 연구하고 있다.

연세빈곤문제연구총서11

포스트 코로나 시대의 지역문제 분석과 주민 건강증진 활동

초판발행	2022년 12월 1일
지은이	남은우·김종구·김혜경·신동은·이호철·김지언·이태식
펴낸이	안종만·안상준
편 집	탁종민
기획/마케팅	손준호
표지디자인	이소연
제 작	고철민·조영환
펴낸곳	(주) **박영사**
	서울특별시 금천구 가산디지털2로 53 210호(가산동, 한라시그마밸리)
	등록 1959.3.11. 제300−1959−1호(倫)
전 화	02)733−6771
f a x	02)736−4818
e-mail	pys@pybook.co.kr
homepage	www.pybook.co.kr
ISBN	979−11−303−1637−6 93510

copyright©남은우·김종구·김혜경·신동은·이호철·김지언·이태식, 2022, Printed in Korea

정 가 14,000원